JN321265

Psychogenic Non-epileptic Seizures : A Guide
Lorna Myers Ph.D.

心因性非てんかん性発作へのアプローチ

監訳　**兼本浩祐**　愛知医科大学精神科学 教授
　訳　**谷口　豪**　東京大学医学部附属病院 精神神経科 助教

医学書院

Authorized translation from the first English language edition,
Entitled Lorna Myers, Ph.D.：Psychogenic Non-epileptic
Seizures (PNES)：A Guide
Published by CreateSpace Independent Publishing Platform

U.S. Copyright © 2014 by Lorna Myers
Japanese Copyright © 2015 by Igaku-Shoin Ltd., Tokyo

Printed and bound in Japan

心因性非てんかん性発作へのアプローチ

発　　行	2015年7月15日　第1版第1刷
	2024年5月1日　第1版第2刷
著　　者	ローナ・マイヤーズ
監訳者	兼本浩祐（かねもとこうすけ）
訳　　者	谷口　豪（たにぐち　ごう）
発行者	株式会社　医学書院
	代表取締役　金原　俊
	〒113-8719　東京都文京区本郷1-28-23
	電話　03-3817-5600（社内案内）
印刷・製本	横山印刷

本書の複製権・翻訳権・上映権・譲渡権・貸与権・公衆送信権（送信可能化権を含む）は株式会社医学書院が保有します．

ISBN978-4-260-02197-5

本書を無断で複製する行為（複写，スキャン，デジタルデータ化など）は，「私的使用のための複製」など著作権法上の限られた例外を除き禁じられています．大学，病院，診療所，企業などにおいて，業務上使用する目的（診療，研究活動を含む）で上記の行為を行うことは，その使用範囲が内部的であっても，私的使用には該当せず，違法です．また私的使用に該当する場合であっても，代行業者等の第三者に依頼して上記の行為を行うことは違法となります．

|JCOPY|〈出版者著作権管理機構　委託出版物〉
本書の無断複製は著作権法上での例外を除き禁じられています．複製される場合は，そのつど事前に，出版者著作権管理機構（電話 03-5244-5088，FAX 03-5244-5089，info@jcopy.or.jp）の許諾を得てください．

はじめに

　この本の存在を，私は本書の訳者である谷口豪先生を通して初めて教えていただいた．心因性非てんかん性発作（psychogenic non-epileptic seizure：PNES）は，精神科の通常の診断でいうならば解離性障害あるいは転換性障害のひとつということになるが，実際には解離性障害の中核群とも転換性障害の中核群とも異なった独特の臨床的なアプローチを要する．しかもちょっとしたこつをつかめば，実はその大半は比較的アプローチしやすく，治療効果も高い．

　しかし他方で，精神科と神経内科・脳外科の中間領域に属することもあって，敬遠されがちな病態でもある．臨床心理士の方々にとっても，少なくとも治療開始時にはたびたび救急搬送されることもあり，また症状そのものの表れにも医療的な側面が大きいことから敬遠され，専門的に取り組もうとする方は少ない．ただし，本邦でも少数の熱心な臨床心理士の方々によるケースワークも交えた境界越境的な症例報告は散見され，正面から取り組めば成果の上がる領域であるという臨床心理の側からの証言もある．

　実は臨床心理士の方によって，PNESを主眼として書かれた本は今まではとんどない．成書としては Franz Rabe がドイツ語で 1970 年に書いた "Die Kombination hysterischer und epileptischer anfälle. Das Problem der 'Hysteroepilepsie' in neuer Sicht（ヒステリー発作とてんかん発作の併発

iii

―新たな視点からみるヒステリーてんかんの問題)"や，1982年に書かれたRileyとRoyの共著である"Pseudoseizures（疑似発作)"などが有名であるが，いずれも著者は臨床心理分野の人ではない．それらは，精神療法的な接近のノウハウを本格的に論じたものではなく，あくまでも症状分析を主体としている．さらに従来のそうしたモノグラフは，てんかん発作との区分になお曖昧さを残したヒステリーてんかんという用語や陰性の価値判断を明確に含む疑似発作という用語を表題として採用している．

対照的に今回のLorna Myersの著書は，治療論に焦点を絞ってクライエント・家族・医療従事者のすべてに向けて平易な言葉で語りかけている点が画期的である．この疾患がヒステリーてんかんでも疑似発作でもなく，PNESという名前で呼ばれるようになったことの真価が本書ではいかんなく発揮されている．

2015年6月

兼本浩祐

原書の序

　Northeast Regional Epilepsy Group の臨床神経心理学・心因性非てんかん性治療プログラムディレクターとしての 10 年以上の勤務のなかで，私は心因性非てんかん性発作 (psychogenic non-epileptic seizures：PNES) をもつ患者とともに仕事をするという，とてもやりがいがありながらも骨のある経験をさせてもらっています．患者は皆，とても個性的であり彼女たちがそれぞれのやり方で話す物語はとても魅力的でした．彼女たちはどうして PNES をもつようになったのか，診断を受けるまでにどれだけ時間がかかったか，そしてやっとのことで私のオフィスにたどり着いたと語ってくれました．その物語はやはり困難に満ちたものでした．PNES に関する信頼できる情報はとても少なく，多くの患者は何が悪くて，何をすべきかといったことを知らないまま何年間も PNES に手こずっていました．PNES はなかなか扱いにくい病気です．なぜならば神経学と心理・精神医学という 2 つの異なる専門領域をオーバーラップする問題だからです．つまり，PNES は神経学的な問題なのか？　それともメンタルヘルスの問題なのか？　という議論の隙間にこぼれ落ちてしまうことがあります．PNES の患者たちは進んで治療を引き受けてくれる治療者を探すのに苦労します．さらに，幸運にも PNES という正しい診断がついたにもかかわらず，別のメンタルヘルスの専門家にはその診断に疑問を投げかけられることもあります．

Northeast Regional Epilepsy Group のわれわれのグループは，PNES はそれに先立つ心理的なトラウマがほとんどすべてにおいて存在している病気と認識しています．トラウマが PNES を実際に**起こす**のかどうかは確信はできていませんが，PNES に随伴する抑うつ，不安や怒りといった精神的な問題の発生に対してトラウマが大きな役割を果たしているものと強く信じています．そしてこれらの精神的な問題は PNES の問題を重篤なものにしています．われわれはトラウマを受けた脳は通常とは異なる働きをするものと考えています．すなわち，感情や論理，記憶の中枢が変化するために，すでに存在しない脅威を知覚・評価してしまったり，論理的でない考え方をしています．感情的な苦悩や辛苦がとても強くなってもはや耐えられないものにまでなると，精神と身体の分離や離断が起きて心因性のエピソードが起こるのです．つまり，現実から解離し意識が変容する，自分はどこにいるのか，自分は誰なのか何をしていたのかといった感覚を突然失ったかのようになります．

　ストレスに対する「解離的解決」の問題には 2 つの要素があります．まず初めにそれはてんかんに似た発作エピソードを引き起こしやすくします．てんかん様の発作は周囲の人間を慌てさせ，とても戸惑わせるもので，そしてしばしば本人にとって危険なものになりえます．第 2 の要素としては，「解離的解決」は，てんかん様の発作の誘因となった心理的な問題やストレスを全く解決しないことです．事実，不安やフラストレーション，怒り，抑うつやその他ネガティブな感情は**増える**ばかりで，それはさらに PNES を増悪させてしまいます．心理的な苦痛への脳の「解決方法」自体が問題の一部分を担っているわけなのです．心理的な要因が PNES を誘発したり増悪するのですから，世界中のどの抗てんかん薬もあなたの役には立ちません．患者のあなたは自分自身の心理的な苦悩の根源に気づいて，それに適切に取り組む必要があります．そうでなければ発作は続いておそらく増悪するでしょう．しかし，PNES の患者の多くは何が問題で何をすべきかということがイメージできていません．

　そこで，私がこの本を書くことの第 1 の目的は PNES の患者の教育

なのです．教育を受けた患者は治療チームに，前向きかつ率先して参加することができます．彼女たちはどういった治療が最も効果的であるかを知って，ドクターショッピングをするのをやめます．患者教育によって，患者自身が治療を強力に主導できるようになるのです．正しい知識を得た患者は自身の人生や運命を適切にコントロールすることができるようになります．

　第2の目的は，患者の家族や愛する人たち，医療従事者，そして一般の多くの人にこの病気を知ってもらうことです．まず最初に私は月刊のPNESに関するブログで「言葉を口に出す」ことから始めて，定期的に更新する「PNESニュース」およびPNESとメンタルヘルスについてのページを作りました．この本はブログやFacebookやその他諸々の情報が含まれています．すなわちこの本は，唯一無二の教育的なリソースを含むものであり，PNESの患者，そして家族や愛する人たち，患者と一緒に治療にあたる医療従事者のガイドとなるでしょう．また，われわれNortheast Regional Epilepsy GroupがPNES治療プログラムで用いているテクニックをいくつかご紹介できるでしょう．

　しかしながら私は次のことだけははっきりとさせておきたいのです．PNESはとても深刻な健康状態であり，十分な知識と経験を積んだメンタルヘルスの専門家（心理士や精神科医やソーシャルワーカー）の援助が必要です．この本は心理療法や向精神薬にとって代わるものではありませんが，補充的な教育ツールにはなりえます．一部の章しか自分には役に立たない，あるいはすべてがとても自分には意味があると感じるかもしれません．もし，あなたが実際に治療を受けているのであれば，その部分をセラピストや医師と共有してほしい，もしまだ治療を受けていなければ，将来の治療のためにそれを覚えていてほしいと思います．そうすれば医療者と患者自身の間での建設的な話し合いが始まるでしょう！

　あなたがこの本を読み始める前に最後に言いたいことは，「**あなたの将来の物語を書くのはあなた自身である**」．このことを常に頭に入れておいてください．正しい知識を得れば状態はよくなり，専門家からの適切なガイダンスがあれば，あなたは新しい自分の物語の著者になること

ができます．この本は安全な港への道筋を知らせる灯台のような役割を果たすのを意図しています．PNES に関してあなたが多くのことを知り，健康を再び得るための必要なステップを理解すれば，あなた自身のやり方でコントロールできなさそうなものをコントロールできるようになり，あなたの人生は大きく改善していきます．

　PNES をもつ患者の家族の読者には，PNES の患者が自身の病態を理解しようとしたり，この本に記されているようなテクニックを駆使したり，適切な心理的な治療を受けている限りは PNES の患者には希望があるというのをどうか知っていただきたいのです．ご家族は今は困難な状況かもしれません，しかしこの病気の正しい知識に基づいた支援などを通じて，あたの愛する PNES をもつ人が再び健康を取り戻し自己実現を可能にする手助けとなることでしょう．

Lorna Myers Ph.D.

目次

Chapter 1 心因性非てんかん性発作（PNES）とは何か？ ─────── 1

てんかん発作には似ているが… 2／意識の分裂 3／PNESにはどのような兆候があらわれるか 6／どのような人がPNESになりやすいのか？ 8／新しい病気ではない… 9／PNES：名前というものにはどんな意義があるのか？ 10／PNESの診断 11／ゴールドスタンダードの検査：ビデオ脳波検査 12／その他のテスト 14／PNESという診断が確定した後も抗てんかん薬の内服を続けたほうがよいのか？ 15／あなた自身を助け始めるために何ができるのか：発作エピソード記録 15／発作エピソード記録の記載の例 16／記録を分析する 17／PNESに完全治癒はあるのか？ 18

Chapter 2 PNESの治療 ───────────────────── 21

PNESの精神・心理療法：いくつかの療法の概略 21／認知行動療法（CBT） 23／ストレス免疫訓練 23／アクセプタンス・コミットメントセラピー（ACT） 25／精神力動的精神療法 25／システム論的（家族）療法 26／どのタイプの治療があなたには合っているのか？ 27／どのようにして「正しい」治療者を見つけるか？ 29／心理士 29／精神科医 30／ソーシャルワーカー 31／社会資源をどこへ照会すればよいか 31／よい患者・治療者関係の要素 32／癒しと前進 33

Chapter 3 PNESにおける心的外傷の役割 ─────────── 35

よくある心的トラウマの原因 37／心的外傷後ストレス障害（PTSD） 38／PTSDの症状 40／脳の変化 41／どうしてある人はPTSDを発症してその他の人はそうではないのか？ 42／PNESにおけるPTSDの役割 43／PTSDの治療 43／認知処理療法（CPT） 43／持続エクスポージャー療法（PET） 44／眼球運動による脱感作と再処理法（EMDR） 45／弁証法的行動療法（DBT） 47／どうして心理療法はPTSDそしてPNESに効果があるのか？ 47／エクササイズ1：科学者のようになること 48

Chapter 4 　怒り：PNES の誘発因子 ──────────────── 53

怒りの徴候と症状　54／怒りの身体的なサイン　55／怒りの行動的なサイン　55／怒りの感情の表出　56／何がその人を怒りやすくしているのか？　57／クイズ：あなたは怒りすぎている？　58／怒りと PNES のつながり　59／クイズ：アサーティブ，攻撃的，それとも怒りを抑圧している？　61／アサーティブを通して怒りをうまく取り扱うこと　64／怒りの管理　65／自分の怒りを知る　65／台本を用意する　69／深呼吸をしてみる　72／リフレームしてみる　72／極端な言葉を避ける　73／笑ってしまおう　74／建設的なゴールにむけてエネルギーを使う　74／運動をしてみましょう！　75／エクササイズ 2：リラックスできるような呼吸　75／腹式呼吸 対 胸式呼吸　76／腹式呼吸の練習　77／腹式呼吸で心穏やかにする　77

Chapter 5 　不安をコントロールする ──────────────── 81

不安とは何か？　82／不安のループ　84／ループを乗り越える—不安の症状をコントロールする　86／思考を変化させる　87／行動を変える　94／不安を減らして PNES をコントロールする　99／エクササイズ 3：自律訓練法　99

Chapter 6 　うつの陰から抜け出る／ポジティブ心理学 ──────── 103

どうやって，自分の抑うつ気分が深刻か知るのか？　104／何がうつ病の原因で，どのような人にリスクがあるのか？　106／うつ病のリスクファクター　107／うつ病と PNES　109／うつ病の治療　109／薬物療法　110／精神療法　112／ポジティブ心理学もしくは「幸せの心理学」　113／さぁ，選択です！　114／あなたの幸せ指数を増やす 10 の方法　115／自尊心：幸せを予測する重要なもの　119／自尊心を評価する　119／自己肯定化のアクティビティ　122／エクササイズ 4：感謝のエクササイズ　125

Chapter 7 　サプリメントと代替療法 ──────────────── 129

CAM の種類　130／ダイエットサプリメント　131／カモミール　132／カヴァ　133／メラトニン　134／オメガ 3 脂肪酸　135／トケイソウ　137／S-アデノシルメチオニン（SAMe）　138／セントジョーンズワート　139／トリプトファン（5-HTP）　139／セイヨウカノコソウ　140／ヨガ　141／鍼療法・指圧療法　142／マッサージ治療　143／レイキ　144／音楽療法　145／アロマテラピー　145／バイオフィードバック　146／カイロプラクティック　147／スピリチュアリティ・祈祷　148／その CAM はあなたに合っていますか？　149

目次

Chapter 8　健康な頭は健康な身体を必要とする ───── 151
　　　　　食事　152／Do リスト　152／Don't リスト　155／運動　157／よい運動プログラムの要素　158／体育っぽくないエクササイズ　160／たとえ，あなたがスポーツ選手じゃないとしても　161／睡眠　162／Do リスト　162／Don't リスト　165／ほどけない関係：身体と精神の健康　167

Chapter 9　PNES とともに生きる ───── 169
　　　　　安全　170／怪我を防ぐ　170／応急手当　171／現実的問題　173／運転する？　それとも運転しない？　173／仕事　174／就学　174／障害年金の申請　175／結婚・家族生活　175／結婚と結びつき　175／子どもをもつこと　177／子どもが発作を目撃することに準備する　178／もし子どもが PNES をもっていたら　179／地域社会に参加する　180

Chapter 10　最後にいくつか言っておきたいこと ───── 185
　　　　　治療こそ鍵なのです　186／PNES と未来　187

おわりに ───── 189
索引 ───── 193

---

columns　──────────────（兼本浩祐）

日本の PNES の疫学・診断について　19
日本で考えうる PNES への精神医学的治療アプローチ（特に薬物治療）
　　33

幼少期の心的外傷から PNES を発症した症例　50
怒りが前面に出た PNES の症例　79
当初仮面うつ病と診断された PNES の症例　127
日本で考えうる PNES 患者へのリソース　182

xi

Chapter 1

心因性非てんかん性発作(PNES)とは何か？

What are psychogenic non-epileptic seizures?

　PNESはてんかんと似たような発作症状を示しますが，発作時の脳波ではてんかん性異常波を示すことはありません．そして多くは感情的な問題が引き金となって起こります．

　すべては発作から始まりました．あなたは家のリビングルームで座りながら夫と話をしていました．突然，夫の話し声が遠くから聞こえてくるような感覚があり，それに引き続いてあなたは床に崩れ落ち体が勝手に動いていてコントロールできなくなったのです．突然の出来事に戸惑っているうちに気を失いました．いったい何が起きたのでしょうか？このような問題は今までは一度もなかったのに！　翌日病院に行くと神経内科医を紹介され，そこで，あなたはてんかんと診断されたのでした．そこからさまざまな種類の抗てんかん薬の内服が始まります．あなたは薬が効くと期待をこめるのですが，薬は効きません．発作は続き，主治医の先生は徐々になす術がないように思えてきます．

　最終的に，あなたはビデオ脳波と呼ばれる専門的な検査を受けることになります．ビデオ脳波を受けるには数日の入院が必要です．脳波はあなたの頭部に置いた電極を通じて脳の電気的な活動を計測します．それと同時にビデオカメラが覚醒中も睡眠中もあなたの様子を撮影し続けます．ビデオカメラと脳波が発作をとらえる目的で抗てんかん薬は中止になります．そしてうまくいけば数日の間に何回か，発作を起こすことで

しょう．
　検査終了後，医師はあなたのもとにやってきてこう述べるのでした．
「よいニュースと悪いニュースがあります．よいニュースはあなたはてんかんでは**ありません**．そして悪いニュースです．悪いニュースは，あなたは**心因性非てんかん性発作**，略して **PNES** とか**偽発作**と呼ばれるものです」
　え，何ですって？　確かにてんかんでないというのはよかったけれど，PNES って何なの？　それに発作はまだしばしば日に何度も続いている．いったいこれからどうしろというの？
　もし，あなたが幸運だったら経験の豊富な臨床心理士か精神科医に紹介してもらえるでしょう．彼らはあなたの治療に役に立ちます．もしあなたがツイていなかったらあなたは救いを求めてドクターショッピングをするかもしれません．そして，多くの医師はあなたの治療を断るかもしれません．彼らは PNES という病気に慣れていないし，治療の経験も乏しいからです．あなたは途方に暮れるでしょう．さらに悪いことにあなたの家族や友人，同僚そして世間の人は正しい診断を受けているとは信じられず，あなたに対して十分なケアをしてくれない．そしてあなたの発作は止まらず続いていく….

■ てんかん発作には似ているが…

　PNES にまつわる諸問題で最も大きな問題の 1 つが，PNES はてんかん発作ととても似ていることです．**心因性**(神経生理学的というよりも心理的な問題から起きているという意味)の**非てんかん性**の発作はてんかん発作と容易に誤解されます．両者とも，体を震わせたり，ひきつけたりして，意識状態も変化し，普段とは違った様子になって，話したり声をあげたりして，時に尿失禁をしたり舌をかんだりします．しかし，両者の原因はまったく違っています．てんかんは脳内の異常な電気活動の結果で起こり，脳の奇形や感染や先天性の影響，頭部外傷，脳血管障害やその他の神経生理学的問題(それらが明らかにせよ明らかでないにせよ)などの原因で起こります．それに対して PNES は感情，もっと正

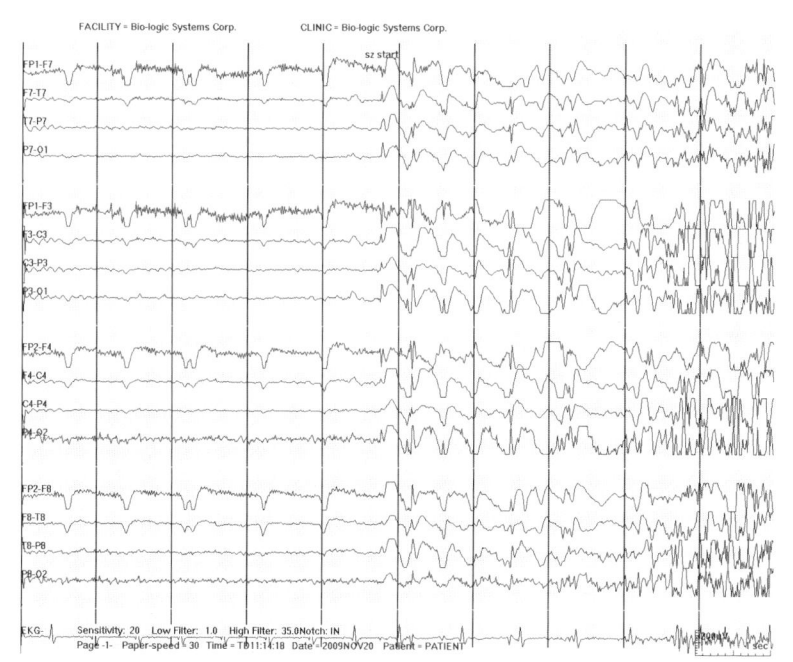

Chapter 1 心因性非てんかん性発作（PNES）とは何か？

図1 正常脳波（左）とてんかん発作時脳波（右）

確には抗しがたい心理的な苦悩によって引き起こされます．驚くべきことですが，PNES の患者は自分がそのようなストレスの影響を受けていると気づいていないことがあります．

　脳の電気的活動を記録する脳波記録を用いることでてんかん専門医は両者を鑑別することができます．てんかん発作の最中は，脳神経細胞の同期を意味する律動的な電気活動が観察されるはずです．非てんかん性発作のときの脳波はこのような脳波所見とは異なります．

■意識の分裂

　脳は驚異的な器官なのです．脳は極限状態でもその一部分を活性化したり不活化したりします．**解離**はとても強力な防衛機制で，抗しがたい経験や重篤なトラウマ体験をした患者にしばしばみられます．自分自身

3

を守るために「今，ここにいる」という感覚から意識が分離するというのがその本質です．その人は目を開けていて何らかの応答をすることすらありますが，実際には解離しています．痛みを避けるために意識は「遠くにいってしまっている」のです．

　解離の間，体は硬直し反応は鈍くなり瞼は小刻みに震え，ぼんやりとした表情になり，心を落ちつかせるための行動（例えば体を揺すったり自分の体を叩いたりする）も起こるかもしれません．内的な感覚としては患者自身はあたかも観察者のような感覚で，外の世界があまりにも速くもしくは遅く感じたり，現実感が損なわれたり，記憶を失って痛みを感じなくなります．

　何年もの間虐げられ続けていた人々は平常時に多少なりとも解離を利用しています．しかし，人がトラウマを背負ったとき，これは便利な防衛機制でもあるのですが，表面化するのが遅くなって少々のストレスでも反応してしまって，人生そのものに深刻な問題をもつようになるのです．

　PNESにおいて解離は主要な問題です．発作の最中，患者はしばしば「（現実世界と）隔離された」と感じます．メンタルヘルスの専門家らは，PNESは解離とオーバーラップする転換性障害の一種と考えています．**転換性障害**においては強力な情動の反応が，無意識的に身体症状（ウワーッとうなったり，はるかかなたを凝視したり，意識を失う）や運動性の症状（けいれんしたり震えたり）へと変換させられるのです．目が見えなくなったり麻痺をしてしまったりする症状も出ることがありますが，患者はそれを自身でコントロールすることはできません．これらの症状は医学／神経学的な問題，物質乱用の効果や文化的に許容された行動（例えば，ある種の文化では悲嘆にくれるときは活力あふれた動きで意識も変容し泣き叫ぶこともある）でも説明できません．しかしながら，解離や転換性障害といった病態は心理的な葛藤やストレスが先行したり，刺激になるのはわかっています．DSM-Ⅳでは転換性障害の4つのサブタイプのうちの1つが「発作やけいれん」を起こすのです．多くのPNESの患者はこの転換性障害という診断が当てはまります．

Chapter 1　心因性非てんかん性発作（PNES）とは何か？

　サマンサは32歳の小学校教師で，分数の授業を教えているところに，校長がひょっこり顔を出して，授業のあとに話があると言いました．すぐさまサマンサは頭に違和感を感じ，言葉が出にくくなってしまいました．そして話すことが完全にできなくなってしまったのでした．幸いなことに教員助手がその現場を目撃して教室に助けに入ってきたためサマンサは教室を出ることができました．廊下に出ると，彼女は手を強く握りしめていて足は震えていたのを感じました．それから5分もかからずに症状はおさまりました．サマンサは脅え，戸惑いました．教員助手は彼女に発作が起きたものと考えたため，救急車が要請され彼女は病院を救急受診しました．

　非常に長い入院生活のなかでサマンサには同様の症状がみられ，数々の検査を受けました．医師の1人は彼女の発作はPNESだと告げました．彼女は数年前から抑うつ症状で精神科医の診察を受けていましたが，PNESに関してもその精神科医にフォローアップしてもらってはどうかと言われました．そして彼女は退院しました．

　私がサマンサに会ったのはそれから7年後でした．彼女の心因性発作は年余を経て変化し，今では6時間近く症状が続くのでした．その発作エピソードの最中，彼女は麻痺して話すことができませんでした．しかし，意識ははっきりしていて涙ぐむこともありました．そして彼女は長い間，教職から遠ざかっていました．事実，彼女はめったに外出することはありませんでした．彼女が家を出る際にはサマンサに発作が起きたときに備えて，車椅子を引き連れた付き添いの人間が必ず一緒でした．

　不幸なことですが，サマンサの経過はPNESの患者の典型例です．彼女には幼年時代のトラウマ体験があり，感情的な問題（抑うつ）を抱えていました．ストレスフルな出来事に出くわすと彼女は突然現実から解離し，身体面・認知面での症状に悩まされ，そして徐々に現実に戻るのでした．正しい診断や治療を求めて何年も右往左往するというのも残念ながら典型的なPNESの患者にみられる経過なのです．本当に不幸なことですが，彼女が私のところにようやくたどり着いたと

きにはその症状はかなり悪くなっていました．

■ PNESにはどのような兆候があらわれるか

　PNESとてんかん発作を視覚的に区別することは本当に難しいことです．しかし大がかりな検査をする前にあなたがPNESに罹っているのかどうかを示すいくつかの兆候があります．その目安には以下のものが含まれます．

- **心理的ストレスがかかったあとに発作が起こることが多い**：ストレスはてんかん発作を誘発することも確かにありますが，一貫してそうとは限りません．しかしながらPNESの場合はほとんどいつも心理的なストレスが（ただし，患者にはその自覚がしっかりないこともあるのですが）発作を誘発します．
- **とても頻度の多い発作（1日に1回以上）**：このようなことは重症のてんかん症候群でもみられますが，そのような症例はそう頻度は多くはありません．多くのPNESの患者の経過はてんかん発作としては典型的ではなく，これもPNESの診断を示唆するものです．
- **発作による入院や救急外来受診を繰り返す**：先ほどの繰り返しになりますが，このような事態は確かにある種のてんかん症候群ではありえますが，PNESの患者では全体の病歴や経過でそれらの難治のてんかん症候群とは区別できると思います．
- **抗てんかん薬の治療が功を奏さない**：抗てんかん薬の期待される効果とは真逆の反応がみられることがあります（内服を開始してむしろ発作が増悪する）．発作型に合っていない薬物療法では，てんかんにおいてもこのような症状は出ますが，**すべての**抗てんかん薬に対してこのような反応を示すことはありません．

　てんかん発作ではあまり観察されないPNESの症状には以下があります．

- **腰を突き出すような動きや非典型的な動き**
- **発作の最中に泣き出す**

Chapter 1 心因性非てんかん性発作（PNES）とは何か？

- 発作中はしゃべり方が不明瞭になりついには話せなくなるが，聴覚は正常で周囲での会話を聞くことができる
- 発作は徐々に始まり徐々におさまる．そして発作は秒単位から時間単位まで継続する
- 医師の指示で発作は始まったり止まったりすることがある
- たいてい発作で受傷することはない
- 発作やその結果に関して質問するが，患者はあまり動揺した様子はない

　さらにPNESの患者は通常の神経症候学的な動きとは異なる動きがみられることがあります．例えば，体の動きが始まって，止まって，始まって，また止まる傾向などがあるのは，通常のてんかん発作とは異なります．その他には，体のある部分から別の部分に発作が移行するときに神経内科医が考えるような解剖学的な経路で伝わっていきません．例えば，発作は既知の神経学的な経路とは関係なく体のある部分からまったく違う体の部分へとジャンプするようなことがあります．

　しかしながら，このような発作症状はある種のてんかん発作でも観察されることがあり，PNESの確定診断に至るような発作症状はないということを知っておくのが重要です．発作症状の観察のみで，PNESとてんかん発作を区別するのはとてもリスクを伴っています．こうした理由からビデオ脳波検査が必須だといえるのです．

　PNESの患者のなかには自分たちの発作症状のうち何回かが睡眠中に起こると信じている人もいます（すなわち，完全に睡眠していた後に発作症状で覚醒する）が，脳波をとるとそれは否定されます．つまり，脳波上では睡眠していないのです．

PNESの患者はどれくらいいるのか？

　文献によると人口10万人あたり2～33人ほどいると考えられています[1]．

---

1 Benbadis SR. Allen Hauser W. "An estimate of the prevalence of psychogenic non-epileptic seizures." *Seizure* 2000 Jun ; 9（4）: 280-1.

> てんかん外来の5～10％，私たちの病院でビデオ脳波検査をした患者の20～40％がPNESでした[2].
> 平均的なてんかんセンターでのPNESの有病率は15～40％といわれています[3].

■ どのような人がPNESになりやすいのか？

　さあ，あなたはPNESと診断されて，それはつまりあなた自身が気がおかしくなっていると思い始めているのかもしれません．もちろん，それは完全に間違っています．むしろ，あなたがPNESをもっているということは，あなたはPNESの基盤となりうるようなある種の人生を経験していることを間違いなく意味しているだと思われます．別の言い方をすれば，あなたの心に傷跡を残してしまうような経験をしているのかもしれません．そしてそのような心の傷は癒されるべきなのです．このような心の傷や経験があるとPNESになることが多いです．すなわち，PNESはあなたの脳がストレスを扱う方法を学習したやり方にすぎないということなのです．

　PNESを起こすようになった人には次に示すような特徴があります．
- **トラウマ体験の既往**：身体的もしくは性的虐待，拷問，愛する人の虐待を目撃した体験など
- **PTSD（心的外傷後ストレス障害）**：PNESの患者の25～50％に認める
- **失感情症（アレキシサイミア）**：自分の感情を正しく読みとったりできないこと（感情の「失読症」）
- **家族がトラブルを抱えている**：アルコール依存症，性的虐待，暴力やネグレクトが日常的に家族のなかでみられることがある

2　Gates JR. "Epidemiology and classification of non-epileptic events." In Gates JR, Rowan AJ, eds. Non-epileptic seizures : 2nd ed. Boston : Butterworth-Heinemann, 2000 : 3-14.
3　Bodde NM, Brooks JL, Baker GA, et al. "Psychogenic non-epileptic seizures-diagnostic issues : a critical review." *Clin Neurol Neurosurg* 2009 Jan ; 111（1）: 1-9

Chapter 1　心因性非てんかん性発作（PNES）とは何か？

- 怒りや自己主張（アサーティブ）の取り扱い方に問題を抱えている：あるときには怒りを爆発させて，あるときにはそれを無理やり抑え込む
- 強い不安やストレスコーピングの問題を抱えている
- 抑うつや低い QOL
- 頭部外傷や神経学的な問題
- 物質乱用
- 線維筋痛症，慢性疲労症候群，疼痛性障害
- 記憶や注意，言語機能などの問題

　平均的な PNES は 20 代前半に始まりますが，それよりも若かったり歳をとっていることもあるのです．興味深いことに，PNES の患者は男性よりも女性のほうが多いです（PNES 患者の約 75％が女性）．どうしてこのような性差があるのかは誰も正確なことはわかっていませんが，女性は多くの社会ではその立場は男性よりも弱く，それゆえ身体的，性的虐待（つまり対人関係のトラウマ）を経験しやすいのではとの説明が最も考えられます．そして彼女たちは力のなさゆえ自身について語ることやネガティブな感情を表出することを許されずに，自己主張や怒りのマネージメントに問題を抱えるようになり，それがさらなる問題を作り出してしまうのです．

■新しい病気ではない…

　PNES はあなたにとっては真新しいものかもしれませんが，心因性発作エピソードの記載は何百年以上前から確認されています．いくつかの歴史的に価値のある文献の中では一個人ではなく，多数の患者グループを取り扱っています．社会学者によると，戦争やそれに伴う母国の占領，極端な社会的抑圧や厳しい生活環境などの社会全体の外傷体験があったと考えられています．中世期には女子修道院で猫のようにミャーミャー鳴いたり，犬のようにお互いかみつく奇行が修道女の間で流行したという報告があり，別の場合は「悪魔に憑りつかれた」との記載もあります．最近の報告でも神経学的には説明困難な症状が同じ学校の他の生徒にも波及するということがありました．2007 年のバージニア州ロ

9

アノークで，"手足をけいれんさせる女学生"の集団発生がありました．それから 2011 年のニューヨークのルロイでは 10 代の学生たちが，口ごもったり制御不能のひきつけ様の動きや言語性チックといった"トゥレット様の症状"を起こしました．数万ドル以上が環境調査などに費やされた結果は，彼女たちは結局は転換性障害にかかっているというものでした．PNES をもっている個人の記録も古くさかのぼることができます．最もよく知られた心因性の症例は 1800 年代後半から 1900 年代前半の精神分析学の父・フロイトの記述によるものでしょう．

■ PNES：名前というものにはどんな意義があるのか？

　シェイクスピアのジュリエットは「名前には何があるというの？　私たちがバラと呼ぶものは，他のどんな名前で呼んでも，同じように甘く香るわ」と言うでしょうが，科学の分野において正しく言葉を使うのはきわめて重大で，そのような正しい言葉は正しい治療方針を決定するのに役立ちます．ゆえに，私たちが使う言葉に対して，特に PNES の症例において多くの配慮を払うのは重要です．

　PNES は以下のような異なったいくつかの言い方で呼ばれていました．

- 発作
- イベント
- ひきつけ
- ヒステリー発作
- 非てんかん性発作
- 偽発作
- 卒中
- 悪魔憑き

　これらの名前のいくつかは不正確なだけでなく，患者にとって侮辱的なものであり，効果的な治療の障害となり，多くのことを混乱させてしまいます．このような名前はメンタルヘルスの専門家の患者への感情に対してネガティブな影響を与えかねません．

Chapter 1　心因性非てんかん性発作（PNES）とは何か？

　例えば，偽発作の「**偽**」には，「にせもの」，「本物ではない」，「まがいもの」，「虚偽の」そして「うそ」といった意味があります．もし私達があなたの病状を"偽発作"と称したら，それはあなたが自分自身をだますために意識的に努力していることを暗示してしまいます！　"ヒステリー発作"はギリシャ語で，「子宮」を表すヒステリアから来ています．数千年以上前に女性に起こるたくさんの身体的・心理的症状が"さまよえる子宮"（wandering uterus）によって起こるとして使用されていました．"ヒステリー"という言葉は現在では屈辱的であるだけでなく，"ヒステリー発作"というのは全くもって不適切で不正確なのです．さらに子宮は PNES とは無関係であり，男性もまた PNES を起こしえます．

　最近は心因性非てんかん性発作（PNES）という呼び方が推奨されています．しかしこの名前でも，幾分中傷を潜んでいます．私の患者の何人かは心因性（psychogenic）の"psycho"がヒッチコックの映画「サイコ」のように聞こえるので嫌だと主張しています．エピソードを「発作」と称するのはてんかんと PNES を混同する恐れがあるとして反対という人もいます．

　私は，最も正確で屈辱的でない言葉としては心因性非てんかん性イベント（psychological non-epileptic event）がよいと考えます．この言葉ならばてんかん性ではなく心理的な問題というのを強調できます．"発作"を"イベント"としたのも PNES の最中に起きている行動の変化をより正しく記載できています．われわれは PNES を PNEE と呼び換えたほうがよいのかもしれませんが，この本では統一性をもたすために従来通り PNES としておきます．

◼ PNES の診断

　衝撃的な事実ですが，典型的な PNES の患者は正しい診断にたどり着くまで約 **7 年**かかるといわれています．大抵，最初の発作エピソードの後に，てんかんと診断された患者は，診断が正しくないため，抗てんかん薬を内服しようが症状は改善されません．医師は単剤療法，併用療法や，薬物の用量を変化させるなどさまざまな薬物療法を試みます．

しかし，それも功を奏しません．エピソードの種類にもよりますが，救急診察や侵襲的な処置が患者の治療において日常的になることもあります．この時点で，このような状況は"難治性"，つまり，それは治療に反応しないという意味をもつと考えられるようになります．結果としてさらなる検査のために包括的てんかんセンターへの紹介となるのです．

　包括的てんかんセンターには，てんかん専門医（てんかんや脳波判読を専門として，てんかんのポストドクフェローシップを終了した神経内科医）やてんかんや発作を専門とする，脳波技師やナースプラクティショナー（NP），神経心理学者などのスタッフで構成されています．てんかんやPNESの診断（もしくは除外診断）目的での特別な設備（ビデオ脳波機器）を備えた入院設備がてんかんセンターにはあります．ビデオ脳波検査は多くは3〜5日行われ，その間患者は脳波ケーブルが接続されていて，同時にビデオ撮影も記録されています．その患者に典型的な発作症状をできるだけ多くとらえ，脳波と症状を記録することが目的で，その後，てんかんなのかPNESなのかを慎重に検討します．

　PNESと診断されたら医師は入院時に内服していた抗てんかん薬を漸減中止する決定をするかもしれません．ただし，これは精神症状に対してなど，その他の医療的な目的があって処方されている場合は除きます．そして医師は適切な精神的なケアを受けることができる方法を紹介してくれるでしょう．

ゴールドスタンダードの検査：ビデオ脳波検査

　PNES診断のゴールドスタンダードはビデオ脳波検査で，脳波や症状を記録して，てんかんか否かを診断するのに大いに役立ちます．ビデオ脳波検査は脳の電気活動を記録する脳波計とビデオカメラの2つから構成されています．

　脳波計は脳の電気的な波形をモニターして，てんかん発作を示す"電気的な爆発"をみつけます．脳波検査の際には，たくさんのケーブル（電極）があなたの頭皮に，強力ですが毒性のない接着剤を用いて接続されます．電極は脳の電気活動をとらえ，この情報を脳波計に送信し"ト

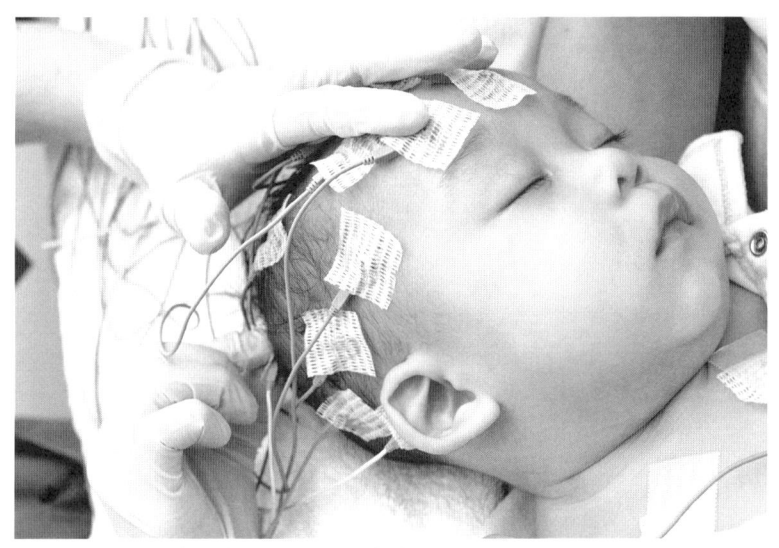

Chapter 1 心因性非てんかん性発作(PNES)とは何か?

図2 幼児の頭部に付けられた脳波計

レーシング"と呼ばれる波形に変換します.トレーシング記録は地下の地震や揺れを記録する地震計のようなもので,「揺れ」の代わりにてんかんイベントを記録します.てんかん専門医はてんかんに特徴的な脳波を理解して,鑑別できるようトレーニングを受けています.
　第2の要素であるビデオカメラは記録中の発作を捕捉する目的で施行されます.
　ビデオ脳波検査は3〜4日の入院が必要ですが,入念に検査するときや抗てんかん薬を漸減もしくは完全に中止するなど安全性を確実にする場合にはそれよりも長い日数がかかります.ビデオ脳波検査前に,医師はあなたから詳しく病歴を聴取し,あなたが経験したすべての異なる発作エピソード(例えば,エピソード1:うつろな表情で凝視するのが数分,エピソード2:足が震えてブーブー言いながら左側へ頭部を回す,など)に関して詳細な記述をまとめます.医師は可能な限り発作エピソードを詳細にする目的であなたの家族などに発作症状を問診するかもしれません.患者によってはスマートフォンなどに撮影された発作エピ

ソードを持参することもありますが，これは医師にとっても有益です．
　理想的には，ビデオ脳波検査中に医師はあなたの典型的な発作症状をすべて記録してどの発作が非てんかん性か確認することができるでしょう．これは重要で，人によってはPNESとてんかんの両方の発作をもっていることがあるのです．てんかん患者の5～10％がPNESをもっています．このような場合，2種類の異なる治療，つまりてんかんとPNESに対する治療が必要になってくるのです．
　ビデオ脳波検査中にてんかん性の発作がとらえられなかったというのは，てんかんを完全に除外するものではないという事実を知ることは重要です．脳のほんの小さな領域や深部に存在するてんかん発作はとらえることが難しく，いくつかのてんかん発作はビデオ脳波中に用いる頭皮脳波では容易に感知することができません．診断をより正確にするためにはたくさんの"典型的な"発作症状を記録すべきです．その結果，入院期間は長くなったり精査も必要になるかもしれません．そして，さらなる医学・精神医学コンサルテーションを目的として新たな専門スタッフが関与することがあるかもしれません．

その他のテスト

　ビデオ脳波検査のほかに，心臓疾患，脳卒中，低血糖症状，睡眠障害，その他あなたの症状を起こしうる疾患を除外するための検査も行われるかもしれません．医師はあなたの病歴そして彼ら自身の判断に基づいてその決定をします．
　あなたがまだ入院中ならば，あなたは**神経心理学者**（脳機能の評価の訓練を受けた心理学博士）に会うかもしれません．てんかんやPNESを抱える人々は記憶や注意，言語などに問題があることが多いので神経心理学者はあなた自身も気づいていない，そのような問題点を明らかにするために検査を施行するでしょう．あなたの得点はあなたと同年代と同じ性別のグループの得点と比較されて，その差に関してあなたと担当医は話し合うことになります．
　あなたは入院中もしくは退院直後に，精神科医や臨床心理士と会うこ

Chapter 1　心因性非てんかん性発作（PNES）とは何か？

とになるかもしれません．メンタルヘルスの専門家による非常に長い診察は，診断を明確にするうえで助けとなる重要な情報となります．抑うつや不安といった精神医学的・心理学的な問題はてんかんもしくはPNESの患者にしばしば見受けられます．適切に行えれば，この面接は，診断確定後の(これから始まる)心理学的治療の基礎となりえます．そしてこのような診察は，患者が過去の人生の重要な出来事を理解し始めるのに助けとなるかもしれません．

PNESという診断が確定した後も抗てんかん薬の内服を続けたほうがよいのか？

　抗てんかん薬は時に患者とそのQOLに悪影響を与える副作用をもたらすことがあります．そのうえ診断がてんかんではなくPNESとなったのに，どうして医師は抗てんかん薬を処方し続けるのか患者やその家族は困惑するでしょう．

　このような場合，てんかんが完全に除外しきれていない(例えばあなたには普段からいくつか発作があり，ビデオ脳波検査ではその中の1つを除いては非てんかん発作とわかったが，残りの発作が非てんかん発作と完全には確信がもてない場合)ことがあります．もしくは，抗てんかん薬が精神症状の改善作用(例えば気分安定作用や抗不安作用)を期待して投与されている場合があります．したがって，そのような場合あなたは担当医とよく相談する必要があります．

あなた自身を助け始めるために何ができるのか：発作エピソード記録

　あなたは自分の症状を詳細に記録し続け，それを担当医と共有することによって，より素早くそして正確な診断や最も効果的な今後の治療法を決定するのにあなたが重要な役割を果たすことができます．いつでも持ち歩けてあなたに起こったエピソードや発作の記録となる，小さなソフトカバーのノート(約15×23 cm，例えばA5サイズぐらい)を手に入れましょう．あなたが記載することは本来とてもプライベートなもので

すから，そのようなノートは安全な場所に保管しましょう．

注意 あなたはその後，このノートに他のエクササイズをすることになるのでたくさんのページがあるか確認しておきましょう．

　発作エピソードがあったらできるだけ早く最初の記録をつけましょう．あなたは非てんかん性のイベントに慣れるためにこのことをやるのです．なぜなら非てんかん性のイベントのニュアンスを理解することは鍵となるからです．もしできそうと感じたら，以下のことに関して答えを書き記してください．

- 発作エピソードが始まった時にどこにいたのか？
- 発作が起こるその直前に何があったのか？
- あなたは何を考えていたのか？
- あなたは何を感じていたのか？
- あなたは何かにストレスを感じている・感じていたのか？：ストレスフルな出来事は非てんかん性発作の直近に先行するわけではないことに注意が必要です．今も続いているストレスかもしれないし，あなたの心の中でぶすぶすとくすぶっているかもしれません．

　それが終わったら，自分の解答を熟読する時間をとり，あなたの非てんかん性発作の引き金になっているかもしれないパターンや要素を探し出します．例えば，心因性の発作はしばしば不快な記憶が先行していたり，医師の診察の前によく起こったりすることがあるとわかるかもしれません．あなた自身の症状のトリガーを発見することはまさに，PNESの予防と治療に不可欠なものです．

発作エピソード記録の記載の例

　ミリアムには数か月間 PNES は起きていませんが，メキシコのカンクーンに1週間旅行にでかけたところ，旅行から戻った翌日に PNES を経験しました．PNES が終わるや否や，彼女はエピソード記録を取り出して，座って，深呼吸をしたのち，以下のように質問に答えました．

- 発作エピソードが始まったときにどこにいたのか？
　仕事のあと家にいた．

Chapter 1　心因性非てんかん性発作（PNES）とは何か？

- **発作が起こるその直前に何があったのか？**

特に何も．昨晩カンクーンから家に戻ってきた．あまり眠れず，朝は仕事に行くため飛び起きた．発作が起きた夜は仕事で疲れ果てて家に戻っていた．家に戻って1時間ほどして発作が起きた．

- **あなたは何を考えていたのか？**

家に戻ってスーツケースを眺めていたら，今回の旅行がどれほど高くついたのか考え始めていた．それから，今の仕事を失うのでは，とか数か月で職場の大学に戻れるだろうかどうかなどの心配が始まってしまった．これらのことを考えるほどに，よりストレスがたまってしまう．考えないように努めると，かえって思い出してしまう．

- **あなたは何を感じていたのか？**

ストレスでまいっている．不安．疲労．不快．

- **あなたは何かにストレスを感じている・感じていたのか？**

イエス．私の収入や仕事．そして身体的にも疲れていた．

■ 記録を分析する

ミリアムの解答をみると，彼女の発作エピソードは精神的および身体的ストレスの両方から派生しているということが明白です．彼女は自身が格闘している特定の恐怖だけでなく，発作に先行する思考や感情を明確にすることができました．彼女が自分のためにならない恐怖をどれだけ避けてきたかがわかるのです．一度それが明らかとなれば私達はセッションのなかでこれらの懸案事項に焦点をおき，効果的な問題解決アプローチをとることができます．その後，ミリアムにはPNESは起きていません．

簡単にいえば，エピソード記録は，あなたと担当医が発作エピソードを「分解」して，誘因や思考，感情や増悪させた因子などを特定する目的で，重要な情報を証拠づけるのに使用できます．これはまず最初に始めることとしてとても重要です．

■PNES に完全治癒はあるのか？

他の心理的な問題の疾患に対して完全治癒があるとなかなかいえないのと同様，PNES に**完全治癒**があるというのには少し慎重になってしまいます．しかしながら，PNES に関連するさまざまな症状は改善するということは自信をもっていえるし，多くの人々で心因性の症状の大きな改善や寛解も期待できるでしょう．その結果は，次の3つの要因によるところが大きいです．すなわち，迅速で正確な診断，しっかりと診断を伝え十分に説明すること，そして，知識の豊富な臨床心理士もしくは精神科医による状況に適した治療です．

- **迅速で正確な診断**：発作エピソードが起きて間もなく，あなたは正しく診断を受け（ビデオ脳波検査が診断の根拠の一部分となっている），効果的な治療プログラムがすぐさま始まるというのが最良のシナリオです．しかしながら PNES という正しい診断にたどり着くまでに通常は7年近くかかってしまいます．間違った診断，不適切な治療，そして無治療はいずれも症状を増悪し，慢性化し必要のない苦痛を引き起こし，症状を完全になくす機会が少なくなってしまいます．

- **しっかりと診断を伝え十分に説明すること**：あなたの担当医もしくはメンタルヘルスの専門家からあなたへ診断を伝える方法が鍵となります．説明が明確で丁寧なものであればあなたはそれを理解して正しく受け止め，治療の提案に対してもしっかりと理解できるでしょう．その結果，あなたが治療に応じるチャンスは大きく改善し，回復が速やかなものになります．

- **臨床心理士もしくは精神科医による治療**：PNES は心因性のものですので，メンタルヘルスの専門家による治療は必ず必要です．残念ながら PNES の診断をするてんかんセンターやてんかん専門医はいるのですが，PNES の治療プログラムも提供できる施設は数が少ないです．結果として多くの患者はメンタルヘルスの治療を曖昧に勧められるのみで，特に症状に対しての具体的な指導などは受けられません．この結果，不必要に適切な治療から遠ざかってしまうことも起こりえます．

Chapter 1　心因性非てんかん性発作（PNES）とは何か？

　有能なてんかん専門医とメンタルヘルスの専門家が密に連携し，正しい診断にたどり着き，発作の誘因を同定し適切な治療を受ければ，あなたの発作の症状の予後を悲観することは決してありません．あなたは，よい結果を確実にするための正しい方向に進んでいるのです．

columns

日本の PNES の疫学・診断について

　PNES がどのくらいの頻度で日本人に出現するのかの実態調査はこれまで行われていない．データがあるのはてんかんを疑われて来院した人たちのなかに，どの程度，PNES が併存するかということだけである．おおよその数字を挙げるのであれば一般の神経内科外来ではてんかんの患者さんの 20 人に 1 人，てんかんを積極的に診療している医師の場合で 10 人に 1 人，てんかんセンターなどでは 5 人に 1 人の割合で PNES がみられ，日本の統計ではないが現にけいれんしながら ER に搬送されてくる人たちにおいては，ほぼ 3 人に 1 人が PNES だといわれている．日本でもてんかんを専門としている医師であれば，PNES の重積のために気管切開の処置にまで至った人たちを大抵は何人か思い浮かべることができるのではないだろうか．

　非器質性の病態である以上，細かな症候論を取り上げることは，ことの本質から外れるのは当然であるが，PNES の古典的な記載の 1 つであるドイツのクレッチマーの記述は思い起こしておく価値がある．クレッチマーは，PNES の症候を擬死反射と運動暴発の 2 つに総括した．つまり，動けなくなって動作が止まってしまうタイプの症状と運動が過多になって動きまわるタイプがそれであり，この程度の大きな枠づけは児童の PNES を観察する場合など，時に有用な視点を提供してくれる．

　症候論は PNES の本態とは直接の関連がないことを考えれば，その運動症状の観察が単純に診断に結びつかないことは当然であろう．かつて前世紀にウェストファールが言ったように，「どの 1 つの徴候からでもある単独の徴候から PNES を診断するのは間違っている」のである．基本的にはてんかんとして説明し難い症状がいくつか重なる場合，専門医は PNES を疑うわけであるが，診断の難易度は症例ごとに大きく異なり，初診で詳細に問診をとっただけでかなりの確率で PNES を疑いうる場合から，診断のためにどうしても発作脳波ビデオ同時記録を要するものまできわめてその幅は大きい．

　たとえば首をいやいやをするようにぶるぶる横ふりをしてしかもその

ときに意識が保たれている，何分も振戦様の両手のふるえが続く，けいれんを伴わず急に転倒してその後何時も眠り続け何事もなかったかのように回復するエピソードを繰り返すなど，てんかんの可能性が低い典型的な状況はいくつかある．

　しかしそれでも PNES は診断の可能性の 1 つというかたちにとどめ，PNES である可能性を患者・家族に示唆したうえで，現在の生活や気持ちをフォローしながら数か月から 1 年以上かけてゆっくり診断を確定させていくほうが多くの場合，治療的には生産的かつリスクが少ない方法だと思われる．

〔兼本浩祐〕

Chapter 2

PNESの治療

Treating Psychogenic Non-Epileptic Seizures

　その名前から推測されるようにPNESは精神療法・心理療法で治療されるべきです．しかし，心理療法には多くの種類があったり，メンタルヘルスの専門家には少なくとも3種類あったりして，どのようにして治療を開始してよいのかわからないこともありえます．この章では標準的な心理療法のいくつかを詳細に説明し，どのような種類のメンタルヘルスの専門家がいるのか説明します．そうすれば，どのようなものがあなたには合っているか決められるようになるでしょう．

■ PNESの精神・心理療法：いくつかの療法の概略

　心理療法は通常は「対話を通じての治療」とも呼ばれます．臨床心理士はメンタルヘルスを改善するさまざまな技術の訓練を受けていて，患者に対して客観的かつ中立的に，そして個人的判断を避ける態度で臨みます．彼らは科学的にも証明された方法や技術を用いて，患者がより精神的に健康になり，効果的な習慣を身に付けるのを助けます．心理療法の各セッションで，あなたと担当の臨床心理士は共同作業を行い，PNESを起こし続ける思考や行動パターンを明らかにして，それらを変えていくでしょう．治療セッションを完全に終えたころには症状は消失（もしくはかなり減弱）して，将来の困難に対処するのに役立つスキルを身に付けていることでしょう．

PNES を治療するにはあなたの発作症状を煽っているものは何なのか明確に理解する必要があります．多くの異なる因子が重要な役割を果たしているかもしれず，それは個人個人によって異なります．あなたが対応しないといけないストレス，怒り，欲求不満，恐怖，悲しみ，トラウマや失感情などがあるかもしれません．各個人は唯一の存在であり，人生は流動的であるため，治療は個人にテーラーメイドのものでなくてはならず，また治療の経過によって変化します．

　幸いなことに，PNES の支援に慣れた臨床心理士はたくさんの種類がいて，対人関係療法，精神力動的精神療法，認知行動療法，マインドフルネスやその他の治療法があります．さらによいニュースとしてはこのような心理療法を 1 つ以上実践した際には 25 〜 50％の症例で発作の抑制や消失があったといわれています[4]．

> **私が治療を受けているのをみつけたら周囲の人間は何を考えるでしょうか？**
>
> 　不可解といえば不可解なことがあります．もし骨を折ったり重篤な怪我などをしたときには専門家の治療を求めることに関してためらうことはないでしょう．しかし，人によっては，重篤な感情の問題の治療の場合はスティグマに耐えることになります．自分自身で症状を治して気持ちを強くもつよう勧めてくる周囲の人間もいるでしょう．しかし，これは傷口を自分で縫って，壊れた骨を自分でつなげろと言っているようなもので，間違ったアドバイスなのです．あなたは自分自身の心の傷をみることはできないのであって，心の傷が存在しないのを意味しているのではないのです．

　さあ，PNES の治療として最も用いられているいくつかの治療法を詳しくみて，どのように作用してどのような人に効果があるのかをみつけ

---

[4] Bodde NM, Brooks JL, Baker GA, et al. "Psychogenic non-epileptic seizures--diagnostic issues : a critical review." *Clin Neurol Neurosurg* 2009 Jan ; 111(1) : 1-9

ましょう。

認知行動療法(cognitive behavioral therapy：CBT)

　CBTは考えや行動に焦点を合わせて，その2つがどのように心理的な問題や社会生活の困難を引き起こしているのか検討します．CBTの原理としては**思考**や出来事の**解釈**の具合が感情や行動の仕方に影響を与えるというものです．例を挙げて説明すると，あなた自身や他の人，あなたの周囲の出来事に対する考えは完全に論理的・現実的なものではないかもしれません（例：運転は危険なこともあるから，私は決して運転を習いにでかけない．私は賢くないから成功したためしはない）．あなたの行動はこのような非論理的な考えを強めてしまうかもしれません．さあ，思っていることを言いましょう．「お店に行くのは危険だ．私は店で強盗にあったことがあるから」と，店に行くのを避ければ避けるほど，この恐怖を克服する機会は失われ，恐怖の感情は他の場所でも起きるよう拡がるかもしれないのです．あなたが自分の考えに気づき，それは非現実的で非論理的であるとわかれば，あなたは思考を変える第一歩を踏み出せます．次に，感情や行動が変化し，結果として多くの改善がみられるでしょう．

　CBTでは治療者はあなたに質問を投げかけ，あなたの思考に照準を合わせ，間違った論理を探し出すのに役立てます．このように思考を変化させると，感情も変化して，結果として行動も変化していきます．リラックス法や運動，セッションの間のホームワークなども与えられるでしょう．CBTは問題を起こす過去よりも主に**現在**に焦点を合わせています．治療には開始と終わりの時間制限があり，長々と続くものではありません．CBTはうつ病，さまざまな不安障害や不眠などで多く用いられています．

ストレス免疫訓練

　ワクチン接種で病気への免疫がつくように，ストレスにも免疫がつくであろうという考えに基づいた取り組みです．ウイルスに対する免疫力

を強めるために不活化したウイルスを接種することでワクチンは効果を発揮します．ストレス免疫訓練では，ほんの小さなストレスを経験してもらい，より大きなストレス因に対しての防御力を強めたり，ストレスイベントへのよりよい対処法を身に付けられるようになります

　ストレス免疫訓練は以下の三段階からなります．すなわち，教育，治療セッションの中で新たなスキルを学び，現実世界でそれを実践していきます．

- **教育**：この段階では，ストレスとその影響，そしてあなたの，多くは無意識的にやっているコーピング法（それは有効ではなかったり，より悪くするものかもしれない）について学びます．あなたは脅威や困難を，解決できる問題としてみるといった違った見方でとらえることで，それらを受け入れるというやり方を発見できます．そして，あなたは問題や状況について，変えられるものと変えられないものを見極める方法をみつけられるでしょう．それらは宿題や後で読み返すメモとなるでしょう．
- **治療セッションのなかで新しいスキルを学習し実践する**：この段階での新たなスキルとは，ストレスコーピングの方法，感情を安定する方法，リラクゼーショントレーニング，別の視点でとらえる方法，新しい社会参加方法などが含まれます．あなたはまた，新たな前向きな活動への取り組みを始めるでしょう．セラピストとのセッションの間に始められた訓練は，実際の生活の場でも続きます．
- **実践的応用**：次にあなたは異なるストレッサーを含んださまざまな場面で新しく身に付けたコーピング技術を実践していきます．セッションのなかで治療者と訓練したモデリングやロールプレイを今度は実生活で使うのです．あなたは「科学者」のようになって，新しい行動や活動を試し，その結果をモニタリングし，よりよい結果を得られるよう行動を修正するでしょう．フォローアップの「ブースター」セッション（訳注：学習したスキルの維持・強化のために行う正規の治療セッション終了後の追加のセッションのこと）もしばしば予定されます．

■アクセプタンス・コミットメントセラピー(acceptance and commitment therapy:ACT)

　感情が快適なものでも不快なものでも,「受容する」のを学ぶのがACTの基礎です.ネガティブな感情を避けることは事態を悪化させます(問題や薬物やアルコール乱用といった非健康的なコーピング方法を修正しないことになる)というのが基本となる考えです.マインドフルネス(瞑想)の練習がACTには含まれていて,そうするとあなたは自身の意識のなかに入り込んでくる,さまざまな思考や感情に気づくでしょう.しかし,これらのなかのいくつかは不幸で不快なもので,あなたはそれを押し出したいと思うかもしれません.これらの思考や感情を判断したり,それをないものとするよりもあなたはそれに注意を払って観察を続けるべきです.そうすることによって理解する機会を得ることができるのです.一度理解できたら,あなたは自ら進んで行動を決定できます.治療者は支援と指導を最後まで与えてくれます.

　例えば,第1章で登場したミリアムは注意深く立ち止まり,彼女の意識に上ってくる思考や感情に自身が向き合うようにすることで,仕事を失うのではという恐怖とお金を遣いすぎてしまったという懸案に気づきました.これらの感情を消しさらないで直面することによって,それらを検証・理解し,問題解決を始めることができました.マインドフルな呼吸訓練や瞑想はこの治療法の重要な部分を担っています.ACTは多くの精神的な問題の治療や診断に用いられることができます.どのような人であれ多くのACTのテクニックは精神的な健康促進において無駄にはならないでしょう.

■精神力動的精神療法

　このとても複雑な心理療法は,感情的な問題は幼少期の経験から派生するという考えに基づいています.治療者は今まで述べた治療法に比べると,あまり能動的に指示することも少なく,むしろ各セッションではあなたが話し合うべきことを決めます.治療者は質問や発言を通して,あなたの無意識の衝動や興味,防衛機制を明らかにし,葛藤を処理し内

省を深めるのを助けます．治療には制限がなく，それはすなわち何年ももしくは生涯を通じて続けられることを意味します．

　精神力動的精神療法は人生の意味，あなたのキャリアパスの疑問やその他の人生の選択などの実存的な問題同様，多くの心理的な問題場面でも用いられます．精神力動精神療法は伝統的なフロイト派精神分析から新フロイト派（ジャック・ラカン，メラニー・クライン，カレン・ホーナイ，ハリー・スタック・サリヴァンなど）まで多岐にわたっています．しかしながら，これらの異なる治療法の効果に関する科学的なデータは限られています．歴史的には「精神分析の父」ジークムント・フロイトは転換性障害と思われる症例を治療していました．（彼の報告によると）結果は明らかに好ましいものでしたが，果たしてその状態は時間がたっても維持されるのだろうかという議論が常にあります．フロイトは彼の著作のなかの1つで，精神分析は自己洞察できるような平均以上の知的能力をもつ患者に適していると述べています．分析には内省，抽象的な思考，欲求不満への耐性などの能力が必要であり，フロイトが述べた必要条件はおそらく正しいでしょう．

■システム論的（家族）療法

　私たちは，それぞれが全体としての社会をなしているのと同様，家族というシステムの一部をなしているという考えにこの治療法は基づいています．この観点によると，多くの感情的な問題は異常なシステムに対する正常な反応とみなすことができます．例えば，あなたが暴力的な家庭環境で育ったとしたら，危険のサインに対して過度に用心深くなるよう学習するかもしれません．または，もしあなたの夫が自分は重要で力にあふれていると常に思いこんでいるのであれば，あなたは従順でいうがままの妻になってしまうかもしれません．あなたが「正常な反応」を示せば示すほど，他者はより刺激を強めていきその結果，ネガティブな行動が普通になるというのはさらに問題です．やがてお決まりのパターンになってしまいます．

　システム論的療法は個人よりも家族全体に変化をもたらすようデザイ

ンされています．そしてあなたの家族が治療への参加を断ったとしても，この治療法はあなた自身の行動を変え，結果としてあなたの家族システムに変化が起こるでしょう．例えば，もし，あなたがとても優しく礼儀正しい人で，少しアサーティブに行動しだしたら，あなたの周りの人はあなたの主張に合わせるために彼ら自身の行動を結果的に変えるでしょう．

システム論的家族療法は，重症の行動上の問題や摂食障害などさまざまな深刻な精神的問題を含む多くの心理的な問題に適応があります．個人精神療法と併用することも可能で，そのようなケースでは個人および家族精神療法を受けることになります．

どのタイプの治療があなたには合っているのか？

人はそれぞれ個性的で抱えている問題も異なるため，ある治療法が他のものに比べて自然に**フィットする**こともあるでしょう．例えば，ある治療法では，思考過程を変化させる目的で思考に焦点を合わせます．このような手法は論理的に物事を分析するのに慣れている人には効果的です．別の治療者は感情に焦点を合わせて，ポジティブな感情を呼び起こす特別な技術をもっていて，これは思慮深い人に合っており，感情をなぐさめられるものです．

さらに幼少期や家族の歴史に注目して過去の出来事と現在の症状を関連づける方法もあります．これは解決の手がかりを過去に求めるのが好きな人には役立つかもしれません．そして実行が基盤の治療法は行動に標的をすえますが，これは問題に関して何かを「する」というのが好きな人には適した治療法かもしれません．

最後に，特定の精神障害（例えばPTSD）のために特別にデザインされた治療法もあります．もしあなたがこのような障害に罹患しているのであれば，この種の治療を受けるのは意味がありますが，この治療法に関しては第3章で扱うことにします．

もし治療者が適切と考えれば，2種類以上の治療法が併用されることもあるでしょう．治療者がこのような併用療法を「折衷主義的」という

のをあなたは耳にすることもあるかもしれません．しかし，私達のPNES治療プログラムでは，個人のニーズに合わせた，オーダーメイドの併用療法をしばしば使っています．

どの精神療法があなたの役に立つのか？

どの治療法をあなたが選択したとしても，以下のことをするのは役に立ちます．

障害を理解する：あなたのPNESの成り立ちにどのようにライフイベントがかかわり，あなたの現在の人となりが今のようになるに際してどのような役割をライフイベントが果たしたのかを学んでください．多くの人にとっては，自分たち一人一人がそれぞれに体験している症状の組み合わせに共通の名前がついていることを発見するだけでも，強力な治療効果があります．あなたは1人ではなく，またおかしくなっているのではない，とわかることも救いになり，このわけの分からない症状の集まりが生活史の観点あるいは神経学の観点からみるとつじつまの合う説明ができるとわかることも救いになります．

生活を安定させ，健康的なバリアを設ける：精神療法はあなたを身体的に傷つけたり権利を踏みつぶしたりするものから，あなたを守る健康的な境界線を設けるのに役立ちます．そして効果的でない行動や物質（訳注：アルコールや薬物など）に頼らなくてもよくなるような新たなコーピング技術を確立するのを助けてくれます．

心配や恐怖のサイクルを標的にする：心配や恐怖は，PNESを引き起こす身体的・精神的な作用があります．苦しむことなく必要な問題を確実にこなせるようになるためあなた自身のペースを調整するのを学ぶのは重要です．あなたの治療者に質問することで，あなたは現在世間をとらえているものの見方を再考することになるでしょう．不安をコントロールする方法を学び，そして新しい行動パターンをとることで，あなたの人生をもっと充実させるでしょう．

■どのようにして「正しい」治療者を見つけるか？

　もちろん，PNESの診断・治療に慣れた治療者が理想的でしょう．そのような治療者がいない場合には，少なくとも一般的な精神障害に精通していて，いくつかの種類の精神療法の知識と技術の両方をもっている治療者を選択すべきです．さらに，治療者はPNESに対してオープンで積極的に学ぼうという姿勢が必要です．

　あなたのPNESを解決するのを助けるのに，3つの主要なメンタルヘルスの専門家がいます．すなわち，臨床心理士，精神科医そしてソーシャルワーカーで，異なった種類の援助を提供してくれます．あなたの病状の異なる面を扱うためにあなたはこの3種類の専門家すべてに会う必要があるかもしれません．これら3つの職種は心理療法をすることはできますが，たいていの場合は臨床心理士やソーシャルワーカーが引き受けてくれます(注：米国の場合)．

　これらの専門家は何を期待できるのかをこれから短く紹介してみますが，これによってあなたは「正しい」治療者を探すことがよりやりやすくなるでしょう．

■心理士

　心理士は臨床心理学あるいはカウンセリング心理学の学位(Ph.D.もしくはPsy.D.)をもっています．米国では「心理士」という標榜は心理学の学位を修め，臨床インターンシップを終了し州のライセンスをもった者のみが名乗ることができます．心理士たちは心理学的な問題の評価や治療に特化していて，典型的には「会話による治療」と呼ばれるものを提供します．多くの心理士は研究のトレーニングも受けていて，臨床業務と科学的な研究を融合してわれわれの精神障害に関する知識を広げたり再定義するのに役立たせることができます．

　児童・思春期心理学(患者が未成年の場合はこのほうが適切)と同様，神経心理学(脳と心の関係に重点をおいている．PNESととても関係が深い)などのサブスペシャリティが心理学にはあります．PNESの患者はPNESに慣れた心理士(みつけるのは決して楽ではないですが)か，

最低限はトラウマや PTSD 効果について知識がある人がよいでしょう．なぜならば PNES の患者にはトラウマの既往のある人がとても多いからです．

■ 精神科医

　精神科医はうつ病，不安障害や精神病などの精神障害の診断と治療を専門とする医師で，向精神薬を処方することができます．児童・思春期，老年期や精神神経科医（神経学と精神医学の両者でトレーニングを受けた医師）などのサブスペシャリティがあります．

　PNES は神経学と精神医学の両者にまたがるので，もし薬物療法が必要な場合には私は大体精神神経科医の診察を受けるよう勧めています．年齢によって薬物療法には多くの選択肢があり，その他の年齢依存の要因もあるので，患者が子どもや高齢者の場合，その年齢層を専門としている医師が望ましいでしょう．

　すべての PNES の患者が薬物療法を必要としているのではありません．この問題はあなたの担当の治療者に評価をしてもらい，あなたと決めるべきことです．しかしながら，感情的な問題が極端だったり，QOL や安全が明らかに脅かされている場合は薬物療法は治療の一部分を担うようになります．

　注意 あなたの感情の問題がはっきりしていて，あなたの日常活動能力に悪い影響を与える場合には精神科医にコンサルトするべきです．薬物療法の効果があるかもしれないときに不必要に感情の問題にさらされるのは意味がないでしょう．精神症状が重篤（例えば，著明なうつ病，精神病的な思考）ならば，あなたがよくなるために薬物療法は治療に取り入れられるでしょう．精神療法と薬物療法の併用療法はしばしばベストな方法です．例えば薬物療法で抑うつ症状が改善することで精神療法の効果がより早く現れます．うつ病症状が改善すると，あなたはさらにエネルギーと希望をもつことができて，その結果，問題解決に積極的に働きかけることができるようになります．

■ソーシャルワーカー(注：米国の場合)

　ソーシャルワーカーは認定大学よりソーシャルワークの学位を与えられています．licensed social worker（LSW）と licensed clinical social worker（LSCW）の 2 種類のソーシャルワーカーがいます．LSW はソーシャルワーク学士，LSCW はソーシャルワーク修士の学位をもっています．両者とも州の試験を経てライセンスが与えられています．両者とも，直接の接触(精神療法)や社会支援(ケースマネージメント，サービスの調整，ジョブトレーニング) を通じてあなたの社会面・心理面の改善に重点的に取り組んでいます．PNES は最悪の場合，生活にとても支障をきたすこと(職や運転免許を失うなど)があるので，サービスの調整や移動，健康保険や住居の援助などの社会資源のためにあなたにはソーシャルワーカーが必要になることもあるでしょう．

■社会資源をどこへ照会すればよいか

　PNES をもつ人はすべて精神・心理療法(対話による治療)によって，PNES の背後にある心理的問題を扱う必要があります．適切な精神療法がないと，PNES からの回復に時間がかかるどころか，回復には至らないことすらあるでしょう．PNES が治療されないままであると，慢性的な問題はあなたの生活の一部となってしまって，常にその問題がつきまとうようになってしまいます．

　専門家へのアクセスのしやすさやあなたの加入保険の保障に応じて，あなたが会う専門家は決まるかもしれません．つまり，有能で熟練したメンタルヘルスの専門家を探せば，あなたの役に立つたくさんの社会資源があるということを意味します．

- **PNES と診断をした医師**：担当医は PNES の診断や治療に慣れた同僚(心理士，精神科医，ソーシャルワーカー)に紹介することができるかもしれません．
- **地域のてんかん財団**：この独立の NPO 団体はあなたに PNES の治療の知識のあるメンタルヘルスの専門家を紹介してくれるかもしれません．

- **PNES ウェブサイト**：筆者のウェブサイト（www.nonepilepticseizures.com/epilepsy-psychogenic-NES-information-referral-sites.php）は私が個人的に知っており，そしてその仕事を評価している PNES の治療に取り組む専門家のリストが載っています．リストは短く，7 つの州に限られていますが，まずはここから始めるとよいでしょう．

よい患者・治療者関係の要素

あなたと治療者の関係はとてもプライベートで秘密を抱えたものになるでしょう．誰とも決して話し合わなかったような，胸の奥にひそめた感情，考え，症状，記憶などを治療者と共有することになります．精神・心理療法には深いコミュニケーションが必要なため，あなたと治療者の間でのよい相性をもつことはとても重要です．もちろん 1 回や 2 回の面接で相性を見つけ出すこともあるでしょう．

あなたと治療者の相性を評価するうえでいくつか考えるべきことがあります．

- **治療者の性別，年齢，人種，性指向や性格傾向や特徴をどう感じたのか？**

 常識的な正しさなどを気にする必要はありません．あなたは治療者に対してオープンになって，安全で理解を示していると感じる必要があります．例えば治療者が女性だったり，若かったり，ソフトな印象であって，あなたが好感触を感じたらそれは意味があり，あなたが進むべき方向性は間違っていません．誰にも何も説明する必要はありません．あなたの第一印象を信じてよいのです．

- **電話や 1 回目・2 回目のセッションでの治療者の態度はどうだったか？**

 話をよく聞いてもらい理解してもらえたと感じましたか？ 治療者にはあなたの話に注意を払ってよく理解してもらえましたか？ 後で深い感情を共有できて，今の気分もよいですか？

- **どのように治療者は働きかけるか？**

 治療者が精神力動的なアプローチをしているものの，あなたは行動療法的方法が好きであまり深く考えるのは好きでなかったら？ もしくはその逆は？ このような場合，お互いの相性にはネガティブな影

響がでてきます．
- **治療者は丁寧で，説明やあなたの質問に時間を割いてくれるか？**
あなたは自分が今どんな治療をしているのか理解していますか？

治療者との関係が「悪い」と感じたり，とてもよい関係とは思えない場合は，どうぞ気を楽にして次のセッションでその話題を取り上げてください．それでも満足できない場合は，「正しい」治療者を探し続けるのです．

癒しと前進

精神療法セッションは過去にあなたが会った他の医師の診察とは違っています．あなたには多くのことが求められます．すなわち，勤勉さ，問題に直面すること，一貫性，すなわち課題をなしとげたり，セッションに積極的に参加することです．あなたの参加が治療の大きな部分を成しているのです．治療者からの確固とした支援と熟練した指示は小さな部分を占めているにすぎません．正しい治療とあなたの強いモチベーション，そして援助者からの支援を忘れずにいればあなたは最終目的にまでたどり着けるでしょう．あなたのPNESはよくなるのです．

---

columns

日本で考えうるPNESへの精神医学的治療アプローチ（特に薬物治療）

　逆説的ではあるが非常に重要なことはPNESにおいて薬物療法は常に副次的であるという点である．たとえばベンゾジアゼピンの節制のない投与は基本的にはこの病態においては常に有害である．PNESにおいては症状がてんかんの陰画であるのと同様に，治療も薬物療法の陰画といえるところもある．PNESそのものに関しては，プラセボ効果以上の効能が投薬にあるのかどうかに常に注意を払うべきである．まれにPNESの原因となる気分障害その他の背景の病態の治療に投薬を要することはあるが，自らの投薬が本当に役立っているのかは自問自答し続けるべきであろう．たとえば，薬物療法は時に治療者と患者の関係性が継続されるためのトークンのような役割をもっぱら果たしている場合もある．
　医師がPNESの患者に出会ったとき，治療を引き受けようと思うので

あれば，まず第1に行うべきことは，継続可能な受け入れ態勢を作ることであろう．比較的重症例であれば，最初の数か月は頻回の救急受診を覚悟する必要があり，当直医がそのつど丁寧に診察して日中の主治医の定期診察につなげるという体制を整える必要がある．関係者一同のコンセンサスの形成がこの点では欠かせない．「あなたはうちの患者であり，ルールを守る限りはうちで治療を引き受ける」というメッセージが明確に伝わればそれまでの病院で相当に対応困難であった病態がそれだけで急速に改善することがある．

第2は病名告知である．どのように病名告知をするかは背景の病態に応じて様々な工夫が必要であるが，病名告知はPNESにおいて単に診断というだけでなく，それだけですでに治療の大きな一部であることは重要である．病名告知は仕方によって治療的にもなり反治療的にもなりうる．つまり病名告知が「あなたの病気は偽の病気なのだからもううちには通って欲しくない」というメッセージを暗黙裡に含む場合，相当数の患者においてこうした病名告知は反治療的であり，病態を悪化させるものとなる．まれではあるが医療者は自身の侮蔑を含んだ価値判断をPNESの病名告知の際に態度や表情で伝えることがあり，そのうえで他院に紹介する場合，クライアントは見捨てられたと感じて怒りとともに紹介先を訪れることになる．

第3は社会環境の把握とそこへの介入であろう．特に精神遅滞を伴う人達に来院の直近にPNESが起こっている場合，作業所の職員の出入りや家族構成の変化などがきっかけになっている場合が多々ある．本人の心のキャパに合わせた環境調節，すなわち，本人が環境に適応するCBTよりも環境を本人に近づける調節ができないかと考えることが先決となろう．

以上の3項目は臨床心理士や精神科医など専門職の助けを借りずに行うことができる対処であり，相当数のPNESをもつ人たちがこうした対応で十分対処可能である．

上記3つの対処でうまくいかない場合，たとえば幼少時の家族関係に大きな問題がある場合やPNESが長年の習慣となって生活の一部となり容易に消失しない場合などに，内省型精神療法や本書で紹介されているCBTへの導入が必要となると思われる．

（兼本浩祐）

Chapter 3

PNES における心的外傷の役割

The role of psychological trauma in PNES

経験とはあなたに起きた出来事ではない．あなたに起こった出来事をあなたがどう受け止めたかである．

オルダス・ハクスリー

◆ ◆ ◆

　PNES の患者の約 90％が心的な外傷体験があると推測されています[5]．さらに 2004 年の 17 の PNES 研究のレビューによると，一般的な外傷体験は PNES 患者の 44〜100％が経験し，身体的・性的な虐待の既往は 23〜77％と報告されています[6]．最近のわれわれのグループの報告によると，PNES の患者の 74％がなんらかの外傷体験（トラウマ）があると考えられました[7]．トラウマと PNES の間には明らかに重大な関連性があります．

5　Reuber M. "Psychogenic none pileptic seizures : answers and questions." *Epilepsy Behav* 2008 May ; 12(4) : 622-35.
6　Fiszman A, Alves-Leon SV, Nunes RG, et al. Traumatic events and posttraumatic stress disorder in patients with psychogenic nonepileptic seizures : a critical review. *Epilepsy Behav* 2004 Dec ; 5(6) : 818-25.
7　Myers L, Perrine K, Lancman M, Fleming M, Lancman M. "Psychological trauma in patients with psychogenic nonepileptic seizures : Trauma characteristics and those who develop PTSD." *Epilepsy Behav* 2013 July ; 28(1) : 121-26

トラウマのない PNES

　この章でトラウマと PNES の関係に関する考察を続ける前に，この章では描かれ**ない**患者のグループ，すなわち PNES の 10〜20％といわれる，大きなトラウマ体験のない PNES の患者に注意を払うのは重要です．そのような患者はどのようにして PNES になったのか？　そしてなぜ？

　実証可能なデータをもってはいませんが，私にはいくつか意見や考えがあります．つまり，患者が実際のトラウマ体験を正しく同定していない可能性があるのではないでしょうか．例えば，患者は性的・身体的虐待のみがトラウマ体験で，大きな交通事故に巻き込まれたことや学校でいじめられたことなどは無視しているかもしれません．

　もしくは患者はそのような記憶を抑圧している可能性もあります．「トラウマ体験は一切経験したことがない」と述べる患者を担当したことがありますが，後になって患者は 2011 年 9 月 11 日にツインタワー（ニューヨーク世界貿易センタービル）にいて，彼女は瓦礫の中から発見された生存者だったと判明したこともあります！

　しかし，その他の説明としてはフランス語の「Surmenage」，「オーバーワーク」や「精神的疲労」と訳されるものが適しているでしょう．しばしば人生は津波のように一気に沈んでしまうように急激に落ち込むものではありません．しかしその代わりに，小さな波が連続するかのように，情け容赦のない困難が存在します．責任，終わりのない課題，社会的な期待，次々につみあがっていくものなどなど．人は時に水面から顔を上げ続けるのに奮闘しなければならず，次第にスタミナを失っていきます．おそらく強い社会的なつながりに欠けているのです．結果として患者はそれを続けるのが困難になって間もなく PNES が出現します．過剰な運動で骨が折れることとこの「ストレスにより心が折れること」は同じプロセスなのです．

　われわれは明らかなトラウマ体験のない人に PNES が出現するのを理解するのに役立つ研究をもっとする必要があるのは明確です．

「トラウマ」はギリシャ語の「傷」という意味があります．トラウマは2つの様式があります．身体的トラウマは体が傷つけられるもので，**心的**トラウマは重篤な心的動揺を与え，長期的にも心理面への影響を与えるようなとても苦痛な体験です．すなわち，心的トラウマは「こころの傷」といえます．

このようなトラウマは単独で存在することもありますが，身体的トラウマは多くの場合，心的トラウマを伴います．このような「こころの傷」は身体的な傷より長く続き，心的トラウマ体験は心的な健康や発達に長時間の大きなダメージを与えます．しばしば心的・精神的な問題に至り，PNESが誘発されます．

よくある心的トラウマの原因

身体的トラウマをあなたが経験したら，結果はたいてい明白です．足の骨は折れ，手はアザができ，捻挫しますが，このようなことはすべて明らかに体験に関連しているとわかります．一方，心的トラウマではあなたは一見「正常」に見えるので，外からは「見えにくく」，周囲の人間はそれに気づかないのです．しかし，あなたは激しい恐怖や無力感を感じさせるようなひどいものにさらされ続け，もはや安全を感じません．あなたは恐怖いっぱいの記憶と格闘し，絶えず自分は危険だと感じています．もしくは無感覚になり，世界やあなたの周囲のストレスフルな出来事とのつながりを断ちます．いずれにせよ，守られているという感覚は粉々にされていて，あなたは脆弱で，世界は危険なものと考えながら行動することになります．

身体的なトラウマから派生する心的トラウマもあれば心理面のみ影響が出るトラウマもあり，心的トラウマの発生源は多様です．1つの出来事(例えば，レイプや交通事故)から生じることもあるし，長期間続く辛い状況(慢性的な言葉や身体への虐待，幼少期の性的・身体的虐待)が原因のこともあります．しかしながら，ある人にトラウマを与える出来事が必ずしも他の人にトラウマを与えないというのは重要です．例えば，あなたの親友は大切な人たちとの関わりが破綻したときにすっかり挫け

てしまうかもしれませんが，あなたのほうは基本的にはうまく切り抜けられます．起こった出来事のせいではないのです．それはその人の主観的な感情体験と反応によるのです．

とはいっても，心的トラウマを引き起こす原因としては以下のものがよくみられます．
- 戦場体験
- 何度もいじめられる
- 事故や犯罪，拷問などの犠牲者になること
- 身体的・性的虐待やネグレクト
- 生命を脅かすような病気や重篤な疾患にかかること
- 愛する人(特に子どもを失うこと)の死
- 離婚や大切な人たちとの関わりの破綻
- 身体的損傷
- 幼少期の不安定な状態(里親を転々としたこと，難民生活)
- 自然災害
- 家族や社会から遠ざけられること
- 両親や愛する人の死や苦しみを目撃すること

心的トラウマに引き続いて，悪夢，フラッシュバック，感情鈍麻，強い驚愕反応，緊張やトラウマを想起させるようなものを回避することなどの症状が生じたときに，これらの症状を合わせて**心的外傷後ストレス障害(PTSD)**と呼ばれます．

■心的外傷後ストレス障害(post-traumatic stress disorder：PTSD)

サマンサの幼少期は暴力に満ちたものでした．日常的に母親は父親から情け容赦なく叩かれ，何度か死にそうになるぐらいだったのをサマンサは目撃しています．サマンサやサマンサの兄や姉が父親に刃向かったり仲裁を試みたりしたときにもしょっちゅう彼は彼女たちを叩いたのでした．

面接のなかで，絶えず忘れようとしている，暴力を受けた記憶と悪

Chapter 3　PNES における心的外傷の役割

夢に彼女は悩まされていると述べました．暴力や殴打などに関するあらゆる会話は彼女に強い身体的反応を引き起こすのでした．彼女は自分自身を守るために家庭内暴力に関するニュースを強迫的に避けてテレビでニュースを見るのもやめてしまいました．彼女のこうした努力にもかかわらず記憶は予期しない場面で頭のなかに入り込んでくるのでした．今まで驚愕反応を示したことがあるかと尋ねると彼女は疑わしい表情で私を見つめて，誰かが静かに彼女を起こそうとやってきたときに「飛び上がりそうになる」と彼女は述べました．彼女は絶えず緊張を感じていて，周囲の人間が不快だったり怒っていないかを試すかのように，過剰に他人の反応を気にしました．

　心的外傷後ストレス障害（PTSD）は危険あるいは恐ろしい出来事を経験したり目撃した人に表面化する不安障害です．特に生命の危険を感じるような出来事に出会った場合に起こります．極端に動転するような経験をすると，不安を感じたり精神的に押しつぶされるような感覚が自然になっていまい，「そんなことは起こっていない」「普通の生活に戻らないといけない」などと言って，ショックを回避したり否定を試みたりするようになります．不快な感情を感じなくすむようにするために時にアルコールやドラッグが使用されることもありますが，恐ろしい出来事に関する，不愉快な考えや感情は繰り返し発生するのです．
　PTSD は自分自身が直接虐待を受けたときと同様，他人，特に大切な人などが虐待を受けているのを目撃したときなどにも派生することがあります．恐怖，怒り，無力感，悲嘆，罪悪感，特にサバイバーズギルトなどの強い感情を伴います．
　恐怖は危険に対する自然な反応で，これによって危険に対して自分の身を守ったり危険を回避する準備のために，本当に短い時間でさまざまな変化が起こります．これは身体が損害から自身を守るために命令する，健康な「闘争か逃走」反応の一部です．しかし，PTSD ではこの反応が変化して必要以上に持続します．恐怖の感覚やストレス，（危険はもはや存在しないにもかかわらず）危険を回避しようと破れかぶれにな

るなどの症状は持続し，個人の生活に深刻な影響を与えます．

■PTSDの症状

PTSDは心的にも身体的にも多くの症状からなり，大きく4つのグループに分けられます．

- **思考の侵入症状**：トラウマ的な出来事が生活や意識のなかに入り込んできたり，日課を動揺させたりするような再体験のことです．ここには悪夢やフラッシュバック，やっかいな記憶や恐ろしい考えなどが含まれます．
- **回避症状**：体験を思い出すようなものを過剰にブロックした結果，日常生活が変わってしまうことです．感情鈍麻や，経験を呼び起こす場所や出来事を避けたり，嫌な思い出を思い出すのが困難だったりすることが含まれます．
- **過覚醒症状**：極端にびっくりしやすくなる，無謀な行動，短気，不眠，怒りの爆発や周囲に対して常に過剰に意識するなどの症状を伴った過剰な覚醒状態の傾向です．
- **ネガティブな感情と思考**：自己評価や自己イメージをネガティブなものに変えてしまいます．「壊れてしまった」「永久に変わってしまった」などと感じるかもしれません．「未来はない」「何をやっても変わらない」「誰も信じられない」などの抑うつ的でひねくれた思考や感情をもったりします．人生は短く，遠い将来のことを考える必要などない(つまり「若くして死ぬだろう」という感情をもっている)という感覚の意味が含まれます．

トラウマ体験を耐え抜いた人々にこれらの症状が出現することは自然ですが，PTSDの患者の場合はそれが長い期間にわたります．そのため，これらを区別するために以下のものが少なくとも**1か月**以上存在することがPTSDの診断には必要になります[8]．

---

8 National Institute of Mental Health website, "Post Traumatic Stress Disorder(PTSD)." http://www.nimh.nih.gov/health/publications/post-traumatic-stress-disorder-ptsd/what-is-post-traumatic-stress-disorder-or-ptsd.shtml(accessed 31 May 2013)

- 1つ以上の思考の侵入症状
- 3つ以上の回避症状
- 1つ以上の過覚醒症状
- 3つ以上の感情・思考面でのネガティブな変化
- 症状は日常生活に無理やり押し入ってきて，日課をこなすのが困難になる

　PTSDの診断には症状が少なくとも1か月以上続く必要がありますが，症状が発生するのに時間制限はありません．トラウマ体験から数年を経てPTSDになることがありますが，それは苦痛に満ちた現在の経験が「リマインダー」として働き，過去の問題を再び呼び起こすときに起こるのでしょう．もしくは強烈なストレスは個人の感情バランスを動揺させ，トラウマに関連する症状を引き起こすということもありえます．

脳の変化

　神経内科医や神経心理学者によるPTSDの研究では，強烈にネガティブな状態が長い間持続した人生経験(トラウマ)は文字通り脳を変化させます．感情の中枢(辺縁系)が活性化するのですが，このことは過剰な恐怖や警戒の症状の説明になりえます．「記憶の中枢」は辺縁系の近くに存在するため強烈な感情的な記憶とそれ以外の記憶の欠落ということの理由となります．前頭葉皮質は問題解決や感情のコントロール，意思決定に重要な役割を担っていますが，その部分の「不活性化」がPTSDでは観察され，これによりPTSDの患者では論理的な問題解決や感情コントロールがどうしてしばしば損なわれるかを説明することが可能です．

　PTSDでは，多くの人にとって言語機能を担っている，左半球の機能低下が推測されているのですが，これはつまりPTSDの患者は会話の際に正しい単語を使うのに困難を感じることの説明となります．さらにPTSDの患者では(視覚記憶よりも)言語記憶に使用される左半球の記憶に関する部分の縮小が報告されており，患者は聞いたことよりも見たこ

とをよく覚えることにつながります．

さらに PTSD の患者では高レベルのストレスホルモンにさらされていて，「闘争か逃走」反応が変化し心拍数上昇，血流増加，血糖値上昇が起き，「パニック様の」感覚が増加するのです．

■ どうしてある人は PTSD を発症してその他の人はそうではないのか？

トラウマ的な体験に対して健全な反応を自然と示す人々がいます．そのような人たちはそれについて考え，しばらくの間それについて語って出来事を「管理しよう」という考えが働いているのです．思考がこのような過程を終えれば，出来事の記憶は長時間記憶に安全に保持され，ランダムに再認識するのではなく，**自分の意志**でそれを呼び起こすことができます（トラウマを体験した人によって自然に自発的に行われている点に注意してください．その人が準備できる前にトラウマを強制的に語らせるのは勧められ**ません**）．強い支援を得て安全を感じられるのであれば，トラウマ体験は処理されて心理的な結果はよりよいものになります．

しかし時に出来事がとても信じられないほどにひどいもの（暴力的なレイプ）の場合，ほとんどすべての人はそれを自分の思考から追いやろうと試みるでしょう．立ち止まり考える時間がない場合（戦闘中のように），そのことを語るのはタブー（あたかも近親相姦のように）となることもあるし，患者が若い場合や知的に未成熟なときにはそれを考えぬくこともできないでしょう．その結果，その出来事は「オープンな傷」となり，記憶はふらついてしまいます．このような記憶の断片は記憶の「フォルダー」の中に「未整理」のまま残され，そして思いもしない場面で表面化してくるのです．トラウマを受けた思考では複数の記憶は，その間の接続がスムーズでなくなっています．そしてその代わりに複数の記憶は分離し分割されています．

■PNES における PTSD の役割

心的トラウマは PTSD や PNES など多くの障害の土台となり，以下のように作用します．

厳しくそして繰り返し精神的外傷を与えられた人は**解離**と呼ばれる防衛機制を用いるようになるでしょう．解離状態では意識は変容し正常な脳機能も少なくなってしまいます．このようにして解離状態のときにはあなたの体は動き，発声するかもしれませんが，それをコントロールすることはできなくなっています．多くの PNES は本質的には解離の状態になっていると思われます．

トラウマは「解離経路」と呼ばれるものを作り出し，ストレス状況下では「解離経路」により脳機能は容易に解離の道を進むようになります．PNES を持つ人々の歴史には多くのトラウマがあるため PNES と PTSD の間にはかなりの共通点があると考えられます．事実，多くの患者は両疾患が併存します．そして完全な PTSD には至っていない人々においても心的なトラウマが起きた場合でさえも PNES に大きな影響を与えることになります．

■PTSD の治療

PNES と PTSD が併存する場合，PTSD はとても有害で，PTSD 以外の病態を治療するための妨げにもなるので，まずは PTSD の症状に照準を合わせて治療をすべきというのが私の意見です．PTSD の治療には経験的に有効とされる，いくつかの方法があります．認知処理療法（CPT），持続エクスポージャー療法（PET），眼球運動による脱感作と再処理法（EMDR），弁証法的行動療法（DBT）などです．

■認知処理療法（cognitive processing therapy：CPT）

CPT は第 2 章で述べた認知行動療法の一種で，どのように思考が行動と感情に影響を与えているのか，そのまた逆に行動が思考に影響を与えているのかが重点的に取り扱われます．CPT では，特に PTSD との関連の深い，問題のある思考や感情，行動を正確に指摘します．あなた

と治療者は協力して，PTSDを持続させるように思考過程や行動を変化させていきます．CPTは通常は12のセッションからなり，以下の4つの段階が含まれます．

- PTSDの症状を**学び**，治療の過程を理解する
- 自分の思考や感情を**理解する**
- トラウマ体験に関する不健康な考え方に疑問を投げかけたり，そのような思考をコントロールするのに役立つ手段を**得る**
- トラウマ体験後の人生に対するあなたの確信を**評価し**，よい方向に変える

　治療の間，あなたは正式にCPTのトレーニングを受けた治療者とともに綿密にCPTを行っていくでしょう．適切な指導を得て，新たな行動や，不安になるという理由であなたが避けていたオフィスの外の活動を試す機会を得ます．例えば，あなたは店の前で強盗にあったという理由で，1人で食料雑貨店に行くのを避けていたかもしれません．治療者とともにあなたは，小さな不安から大きな不安までの不安を生み出す状況のリストを作成します（例：庭先を1人で歩く．1区画を1人で歩く．誰かと一緒に食料雑貨店に行く．最後は，1人で食料雑貨店に行く）．そして，治療者の援助を得てあなたは実際にこれらのことをやってみるのです．これらの実践セッションを通じて，あなたが感じていた多くの恐怖は非現実的で，不安に打ち克つことができるというのをついには実感できます．トラウマやその結果であるPTSDの症状はだんだんと弱まり，あなたはそれらをコントロールできるようになるのです．

　CPTはPTSDの治療に特化して用いられます．もしあなたの診断がPNESのみだったらこの治療はあなたには必要はありません．

■持続エクスポージャー療法（prolonged exposure therapy：PET）

　最も有効なPTSD治療法の1つである，持続エクスポージャー療法（PET）は回避行動によりPTSDは持続するのだから，曝露（直面化）する必要があるという理論に基づいています．1つの最もひどく，そして忘れることのできない，あなたが経験したトラウマ体験を約12～15週に

かけて繰り返し曝露します．最初のセッションではトラウマ体験をつきとめるとともに治療の過程をすべて学びます．次のセッションではPTSDについて学び，トラウマに関して議論しあなたのトラウマ的な記憶について繰り返し物語ってもらいます．あなたが経験した最もひどい出来事に直面することができれば，「波及」効果が生まれて，それよりも小さな不安を作り出すような出来事に対して直面し解決できるようになるのです．

　治療者はセッション以外の場面でも活用できるような，不安をコントロールするリラクゼーション法を教えてくれるでしょう．また，あなたは不安のレベルに関係なく，呼吸練習を1日3回行いましょう．さらに，あなたが避けてきた（トラウマを思い出させたり，PTSDに伴う抑うつ症状のため）ことをやってみたり，避けてきた場所に行ってみたりなどの練習をします．「ホームワーク」は毎週設定され，トラウマが語られたときに録音したテープをリスニングすることも含まれます．週ごとに前回のセッションの録音テープをもって帰り，当日のセッションでは新しい録音をします．計画的なトラウマへの曝露は安全な治療法であり，リラクゼーション法も併用することで，あなたのトラウマの記憶は弱まり，ついにはあなたの脳はトラウマの記憶をとじこめられるようになります．

　PETはPTSDのみに適応があり，PTSDの治療の経験を正式に積んだ治療者によってのみ施行されるものです．PETはPTSDに発展しないような不快で不幸な経験を治療するのに用いられるものではありません．この種の治療法は一見過激に見えますが，記憶は決してあなたを傷つけないというのを忘れないことが重要です．つまり，記憶と向き合ってもあなたはそれをコントロールできるのです．この治療法の成功率は高く，この治療法を強く支持する論拠となっています．

■眼球運動による脱感作と再処理法（eye movement desensitization reprocessing：EMDR）

　EMDRはCBT（曝露，リラクゼーション法，記憶の再構成）的な手法

と特別な眼球運動のエクササイズを組み合わせた治療法です．トラウマのイメージや考え方が湧いてきたときに，顔の前で自分の指を動かしたり，体の一部分を叩いたりするのが，この治療法の最も普通とは異なる点です．この理論によると，断片化したトラウマの記憶と身体的な反応を同時に最前面にもってきて(交互に叩いたり，目の動きを前後にしたりして)，両側の大脳半球を活性化させることで，トラウマの記憶が統合され結果として悩まされることも減るのです．そしてそれらは頭の中に閉じ込めておくことができます．

　この理論は少し複雑で，ともするとサイエンスフィクションのようにみえるかもしれません．しかしながら，治療は科学的にも有効性が繰り返し確認されています．脳の処理の中和作用が活性化しているような状況ではトラウマの記憶の想起は安全になっていて，それにより有害な経験を再処理し安全な経験とそれを結びつけることができます．

　EMDRは不安，ストレス，トラウマ，特にPTSDの治療に用いられます．いくつもの研究はこれらの状態に効果があるのを示しています．これらの治療の特別な訓練を受けた治療者のみがEMDRを施行できます．

PTSDの治療に薬物療法は有効か？

　PTSDの治療に向精神薬は有効なだけでなく必要といえます．現在，米国食品医薬品局(FDA)は抗うつ薬として一般に用いられるセロトニン再取り込み阻害薬(SSRI)の成人のPTSD患者への適用を認可しており，それにはセルトラリンやパロキセチンが含まれます．そしてその他の抗うつ薬も治療に用いられることはありますが，FDAはPTSDの治療には認可していません．これらの薬剤は悲しみや，悩み，怒りや無感覚などの症状のコントロールに役立ちます．その他の薬剤は不安症状を抑えたり気分を安定させたり，睡眠を改善し悪夢を減らすなどの目的で処方されることもあります．

■弁証法的行動療法(dialectical behavior therapy:DBT)

　弁証法的行動療法(DBT)は認知行動療法の一種で,マインドフルネス,感情制御,苦痛の耐性そして対人関係スキルの向上などを通じて,ある種のネガティブな感情を受容することを学ぶのに役立ちます.不安定な幼少期の経験,トラウマ,そしてある種の遺伝的もしくは生物学的な「系統」から湧き上がってくる感情的な混乱を正す目的で,個人,グループや電話による指導が行われます.DBTはトラウマの既往のある患者,特に境界性パーソナリティ障害(恐怖や怒り,失望などの抗えない感情に悩まされたり,物質乱用,自殺企図,自傷行為や摂食障害など自身に危害を与えるような行為をする)に使用されます.DBTはこの治療のトレーニングを受けた治療者によってのみ施行され,トラウマの既往や上記のような激しい症状がない場合は適応ではありません.

■どうして心理療法はPTSDそしてPNESに効果があるのか?

　トラウマは一部の人の脳機能に実際に変化をもたらすと述べてきたので,どうして心理療法がPTSDに役に立つのかあなたは戸惑うでしょう.しかし心理療法は,感情,記憶,論理的思考や言語中枢などに作用する脳のさまざまな部位に影響を与え,作用していると心理士も神経科学者も考えています.治療者との対話により,あなたは視覚記憶や身体的感覚の部分部分を言語化するでしょう.これらの記憶の断片や身体的感覚は覚醒したあなたの脳において加工され,無視するというよりも直面します.あなたがかつて避けていた恐怖の状況に直面したり新しい行動を学ぶことを現実世界で練習したりすることは,この脳内での加工を強くします.そしてトラウマはついにはあなたの記憶のなかに健康的に「閉じ込め」られ,傷は癒されるのです.

　「対話による治療」はその名の通り,言語コミュニケーション能力を強める可能性をもっています.これによりあなたの物語や記憶はとても意味深いものになりコミュニケーションがうまくなり,時には自己主張できるようになります.そしてこれらはどれもPTSDには重要なことなのです.さらにトラウマの記憶に曝露する際にリラクゼーション法を

用いると，あなたの脳は新しい「安全な」記憶を再プログラムしていきます．そして，誇張されたストレス反応をコントロールする術を学習します．これらはすべてPNESからの回復においてもまさしく欠くことのできないものです．それゆえ，PNESとPTSDを併発する患者のPTSDを治療することはとても理に適っており，臨床上も有効な介入の可能性をもっているのです．

感情や思考はPNESとPTSDにおいて基礎となるものであり，心理療法は，どのようなときも自分の気持ちに気づけるようになるので有益です．以下に示すエクササイズはあなたが自身の感情により簡単に連絡できるのに役立つようデザインされています．

■エクササイズ1：科学者のようになること

あなたの感情はよいものでも悪いものでもなく，ただシンプルにそこに**存在する**ものなのです．ある感情は愉快なもの（幸福，感謝）だったり，別のある感情はそうでなかったり（悲しみ，怒り，失望）します．時にあなたは怒りや嫉妬などの不愉快な感情をもつことに対して罪の意識を感じるかもしれません．そして時には恥や悲痛などの苦痛に満ちた感情を消し去ってしまおうとするかもしれません．あなたの感情はあなたの思考や知覚といったものに対して比較的独立しているというのをはっきりと理解するのは重要です．しかし，感情はそれに気づくと，あなたをナビゲートするのに役立つ「信号」にもなりうるのです．このため，「気づき」はとても重要なのです．

あなたの**今現在**の一部である思考や感情に気づけるようになるのがこのエクササイズの目的です．湧き上がってくる感情を評価してしまったり，避けたり，無理やり変えようとしないでください．その代わり，科学者のようになって，内側で何が起きているのかをよく観察するのです．

地面に足をつけて，手は太腿か肘掛けにゆったりと休めて椅子に座ることからこのエクササイズを始めましょう．ほどよく深い，長い呼吸をとって，それからあなたの感じているものを観察しましょう．感情の具

合を細かくみるのが難しいのであれば自分の身体に集中するのです．身体のいろいろな場所の筋肉はどのような感じですか？　緊張していませんか？　もしそうだったら他の場所よりも緊張している部分はありますか？　呼吸はどうでしょうか？　短く浅い呼吸でしょうか，それとも長くゆっくりとしているでしょうか？　動悸は速くなっている，それとも遅いでしょうか？

さあ今度はあなたが考えていること感じていることに意識を移しましょう．感情に名前をつけることはできますか？　その強さを評価することは？

思考の流れに集中していきましょう．あなたの頭のなかに現れては消えるもの（例：スーを呼ぶ必要がある．今日は働きなくないな．今日のお母さんはずいぶんおとなしい．彼女の調子はよいのだろうか）に目をやりましょう．それぞれの考えとともにあなたが感じている感情を認識するのです．考えを消し去ろうとしてはいけないです．ただ，それが存在するというのを認めるのです．あなたの意識に上ってくるものがあなたを動揺させ始めたら，長いゆっくりとした呼吸に集中してこれはエクササイズにすぎない，つまり考えによっては決して傷つかないと自身に言い聞かせてください．ストレスを感じ続けたら，いつでもそれを止められます．あなたのスタミナやただ椅子に座って観察を続けるということへの耐性にもよりますが，このエクササイズは続けても15〜20分ぐらいでしょう．

エクササイズを終えてからは，第1章で使用したのと同じ発作エピソード記録（ノート）を使って，エクササイズのときにやってきた主要な感情や思考を記録するのです．そして，以下のような質問を自分にしてみてください．

- 「ホット」な話題を自覚しましたか？　そのなかでPNESと関係がありそうなものはありましたか？　必ずどのように感じたのか，何が起きたのかを記録しましょう．
- この種の話題にどんなに大きな反応があったのか理解することはできましたか？

49

- 不愉快な感情や思考に気づいてから，不安や身体的な反応がまず起きて，それが数分でおさまりましたか？
- 別のしっかりと安心させてくれるような思考に気づきましたか？

経験豊富で安全な，自身の考えの「観察者」になるためにこのエクササイズを定期的に繰り返しする必要があります．それは，PNES症状を誘発・増悪しているものを発見するのにとても素晴らしい方法なのです．そして，次のセッションで治療者とともに振り返るのに素晴らしい素材となるでしょう．

columns

幼少期の心的外傷からPNESを発症した症例

　初診時33歳女性．初診時には看護師として働いており同じく看護師の夫と2人暮らしである．1歳の時に熱性けいれんあり．幼稚園の頃から急に頭がボーッとし，特に人込みの中でしゃがみこむことがよくあった．

　中学生1年のときに，授業中に急に立ち上がり声を出して後ろに倒れ5分くらい意識がなかった．その翌日，夜の7時頃より全身が強張り意識がありながら首が後ろにそりかえる発作が2時間位続き，てんかんとして治療が開始される．

　翌年には，母親とTVを見ているときに気づいたらこたつのところで倒れており，2分間けいれんしたというエピソードがあった．20歳くらいから，連日けいれん発作が起こるようになり，さまざまの病院に入退院を繰り返すようになった．

　職場で叫び声とともに激しくけいれんし，このエピソードをきっかけに医師がフェニトインを100 mgから250 mgへと増量したところ，カルバマゼピンがすでに400 mg投与されていたこともあり，眠気とふらつきが出現．説明もないので不安になって当科来院された．MRI・脳波とも特記すべき所見なし．発作時脳波でも異常波は出現しなかったが，抗てんかん薬を減量するたびに発作症状が出現する状態であった．

　礼儀正しく，多くの人に好かれる人柄であり，知能指数も平均以上であったが，幼少時の出来事をカウンセリングで尋ねて思い出していく途中に，誕生日の日にケーキを買ってきた夫に急に怒りだし頭から水をかけるという突発行為が観察された．本人の母親は情緒が大変に不安定で，

本人が小学校低学年時に母親に見せようと家にもって帰ってきた学校で作った鯉のぼりを母親に破り捨てられた上，頭から水をかけられたというエピソードがその後で次第に思い出され，夫に対する了解困難な怒りはそのシーンの再現であることがわかった．紆余曲折は経てであるが，現在 PNES は消失し，看護師として働き，2児の母親として平穏に暮らしている．

（兼本浩祐）

Chapter 4

怒り：PNES の誘発因子

Anger- a PNES Trigger

怒りを抱くということは，誰かにそれを投げつけるつもりで熱い石炭を持っているのと同じことです．やけどをするのはあなたです．

ブッダ

◆ ◆ ◆

「怒り」は，軽いイライラから欲求不満，コントロール不能の怒り，暴力まで幅広い段階の意味を含んでいます．怒りは強い不愉快な感情や，不快な刺激に対する敵意として始まります．あなたが嫌いな発言やことがらを誰かにされたときや，あなたが脅かされたような状況で，怒りは湧き上がってきます．そのような出来事を単に思い出しただけでも怒りがふつふつと湧いてくることもあります．怒りはそれを過剰に表出しても，逆に過剰に抑圧しても，PNES において重要な要素となります．ですので，この章を丸々使ってそのことについて述べることとします．

最初の段階であなたは「怒り」の考えを「彼は自分を何様と思っているのか？」「どうしてそうしなくてはいけなかったの？」「これはフェアではない！」などとそのまま述べ始めます．このような思考には身体的な反応が随伴します．すなわち，心拍数は増え，筋肉は緊張し，顔は赤くなるなどです．次に怒りの表出がやってきますが，これはさまざまなかたちで現れます．あなたは他人をにらみつける，きついことを言う，

激しく感情が爆発する，何かを壊す，あるいは単にその場から離れて内心煮えくり返る，などです．極端な場合，人であれ物であれ，怒りの源を直接攻撃してしまうこともあります．

■怒りの徴候と症状

　他の感情と同様に，怒りには目的があり，あなたやその他の人に何かが正しくないと知らせてくれます．例えば，あなたは傷ついていたり，裏切られていたり，何らかの方法で脅されていたり，あるいは何か不正を目撃したのかもしれません．怒りには脳内で化学物質の放出が伴い，これらはあなたの行動を動機づけたり強めたりします．これらの化学物質は自分自身や相手に対して自分の立場を明確にし，あなたの強い感情と結びつきます．つまり，攻撃的で直接的，故意的な怒りは，何とかもちこたえるべき場合でなければ，有効なのです．PNESとともに生きているあなたは自分を怒らせるような状況に出くわしてもおそらくそれを何度も消し去ろうとするでしょう．プレッシャーは時間とともに積み上がっていき，最後には体の動きのコントロールがつかなくなる，意識が変容するといった心因性発作が起こってしまいます．そして時には蓄積した怒りの感情はほんの些細なことにも反応して激しい怒りの爆発が引き起こされるかもしれません．不幸なことですが，このようなことは周囲の人間からはあなたはおかしいとしか思われず，あまり効果的なものではありません．ですので，怒りの感情を避けようとするのが徐々に難しくなるのは驚くには値しません．しかし，ここに落とし穴があるのです．あなたが怒りの感情を抑えようとすればするほど，PNESの症状をあなたはより多く経験するようになるのです．

　怒りの感情が湧いてきたときに，身体面・行動面での怒りのサインに注意を払うのはあなたが自分の感情に気づくのに役立つでしょう（信じがたいことに，自分は怒っているというのに気づかない人がたくさんいるのです！）．そして，怒りを溜め込んだり爆発させることなく正しいやり方で怒りの感情に基づいて正しく行動することができます．あなたが怒ったときに自分の怒りに気づき怒りを効果的に使えるようになれば

なるほど，あなたは怒りをコントロールできるようになって力強くなれます．

怒りの身体的なサイン

あなたが怒ったときにはあなたの体がそれを知らせてくれます！　脳の中での**扁桃体**と呼ばれる部分はあなたの正常な状態を脅かすものに反応するよう作られていて，体が防御にとりかかれるよう警告アラームを鳴らします．大脳皮質(脳の中で思考や判断を担っている部位)が詳細に脅威に関して分析するよりも早く，扁桃体はこのようなメッセージを送ります．つまり，あなたの頭が状況を評価したり，結果をよく考える前にあなたの体は脅威に反応するということを意味しています．

怒りの身体的なサインには以下のようなものがあります．
- 筋肉が緊張する，特に顔や首
- 歯ぎしりする
- 汗をかく
- 呼吸が早くなる
- 心拍数が増える
- 震える，特に手
- 顔が赤くなって顔の血管が浮き出る
- 「闘争か逃避か」反応で脳内物質の放出により身体的な力がみなぎる

怒りの衝動をコントロールし適切に怒りを管理するように勉強している間に，怒ったときにもいくつかの怒りのサインはまだ湧き上がってくるでしょう．これらの信号はそれを恐れたり抑えつけるのではなく，それを有効利用する術を学んだということを意味しています．

怒りの行動的なサイン

受動的なもの(社会的に引きこもる，あなたの行動は「No」なのに口では「Yes」と言う，その人の見ていないところで不満を述べる)から能動的なもの(権力に立ち向かう，言葉で罵倒する，怒りを爆発させる，物を壊す，身体的に攻撃する)までと怒りの行動的なサインは幅広いです．

◼︎怒りの感情の表出

　怒りを引き起こす刺激にどのような反応をするのかは，その刺激の特徴をあなたがどう評価するのかによって決まります．例えば，もしあなたが身体的な危険にあったら，徹底的な攻撃（言語的，身体的あるいはその両方）が，自分の身を守る最適な手段になるでしょう（文明社会においては自分自身が身体的な危険にあうとは予想していないとあなたは考えるかもしれませんが，米国のみならず世界的にも，警察の統計によれば脅迫，強盗，レイプ，家庭内暴力，子どもの虐待などが多く存在することが明らかとなっています）．

　しかしあなたが攻撃的であることを隠さずに反応できない（反応するべきでない）ような，日常生活で経験するであろうその他の「攻撃」はどうでしょうか？　例えば，あなたの子育てに関する姉妹の批判的なコメント，あたかも「有効な」アドバイスをくれるのだけれども実はあなたを侮辱する隣人，あなたのことを手下のように扱って当然と思っている友人，あなたの私生活を詮索しようとする同僚，許可なしにあなたがとっておいた食べ物を食べてしまうルームメイトなど．このような状況であなたは怒るかもしれませんが，これらは「ベールに包まれた攻撃」であって，あからさまな攻撃ではありません．もしあなたが隠さず攻撃的な方法で反応したら，あなたは「悪い奴」とみられ，「コントロール不良」「傷つきやすい」「気がおかしくなっている」「つまらない」などとレッテルを貼られるでしょう．そしてまた，攻撃してくる相手が上司のような応戦すると仕事や地位に影響が出るような場合には怒りの反応を示せないでしょう．

　自分自身の怒りが暴走するのを恐れるかもしれません．「ほんの少しだけ心のドアを開ける」のを自分に許すことで，止めることのできない怒りの爆発が引き起こされるかもしれないと困惑しているかもしれません．もしくは，涙が止まらないような制御不能の障害をきたすような感情の爆発を止めることができないのではと恐れているかもしれません．あなたが攻撃してくる相手に対して直接怒りを向けられないときには，あなたは怒りを抑制するかもしれません．そして，怒りの欲求をないも

のとしたり，あなた自身の権利が強引に押しつぶされている一方で何も起こさないと選択しているかもしれません．あなたの欲求不満は煮えくり返り，はけ口のない怒りの感情に気づくでしょう．頭のなかで何度もそのことを思い返して，その度に怒りや恥をかかされたという思いや欲求不満を思い出し，どうして違うやり方をしなかったのか，自分を責めるのです．不幸なことですが，このような忌まわしいサイクルはあなたの感情を押しつぶし，ポジティブな行動や思考から遠ざけるだけでなく，さらなる怒りや憤りや欲求不満を巻き起こすのです．これらの感情はあなたの内側に滲み出し続け，PNESを増悪させます．そして過食やリストカットなどの自傷的で非健康的な行動やストレス関連の喘息や過敏性腸症候群などの身体化障害が引き起こされます．

何がその人を怒りやすくしているのか？

　われわれは本当に短気な人がどういうものか知っています．そのような人は些細なことですぐにカッとなります．そのような場合，遺伝的なものが原因のこともあります．すなわち欲求不満の耐性が弱い気性で生まれただけなのかもしれません．もしくは育った環境の問題かもしれません．つまり，ロールモデルとなるべき人物が無秩序に爆発するような性格(例えば，意見が異なるとすぐに母親に暴力を働く父親など)で，そのような人物のもとで育ったのかもしれません．しばしば，この両者が合わさっていることもあります．

　怒りや攻撃的な行動を強くする別の理由としては，物質乱用(薬物の摂取や「離脱症状」による怒りの爆発)や気分障害(うつ病)，そして単なる文化的な規範があるでしょう．ある文化では不満をオープンにすることや個人の権利の主張を勧めていますが，別の文化では円滑な人間関係や個人の要求を超えた社会の安定に重きを置いています．そして，怒りや短気，イライラは罠をかけられたと感じたり，不幸な生活環境，欲求不満や抑うつの感情から派生するものです．

　慢性的に怒っている人物の「別の一面」というのは，極端に穏やかで温厚な何が起こっても決して怒らないようにみえる人物であることで

す．PNESと診断された人々の多くはこのような種類の「怒りの管理方法」をとっています．これは遺伝的かつ学習的な行動の結果と思われます．しかしながら，自分の権利や健康が危険にあるときにおいても怒りの表出ができないのならば，自己主張する訓練が必要になります．

■ クイズ：あなたは怒りすぎている？

誰しも怒りますが，ある種の人々はしばしば許される以上に猛烈に怒りを表出するかもしれません．自分自身怒りすぎた経験がないかどうか以下の質問に答えてみてください．

1．些細なことに耐えられなかったことがありますか？（例：子どもが偶然コートを落としたり，受付の取り次ぎがうまくいかず電話が切れてしまったときに怒りをメラメラさせてしまった）
2．口論にしばしば参加しますか？
3．あなたは運転のときに怒りやすくなりますか？（例：スピードを出しすぎる，他の運転手に悪口を言ったり，他の車を遮ったり，前の車の後ろにピタリとくっつけて運転するなど）
4．あなたはしばしば他人をけなしたりしますか？（例：「これが難しいのはわかるけど，ちゃんと頭使ってる？」といった発言）
5．一度怒ってしまうと反応してしまうのを止められませんか？
6．暴力的な考えを持っていますか？（例：あなたがただ意見が合わない相手に対してパンチしたりキックするイメージをもつこと）
7．怒りのあまりに何かものに当たったり壊したことはありますか？
8．誰かを殴ったり叩いたりしたことがありますか？
9．あなたが怒りの問題を抱えているとか「怒りっぽい人」とか他の人に言われたりしますか？
10．暴力的な行動で逮捕されたことはありますか？

もし，YESという答えが4つ以上であればあなたは，怒りすぎるという問題を抱えているでしょう．ここに気づくのは大事な一歩です．もし治療が必要と感じたのであればメンタルヘルスの専門家に相談するのが次のステップになります．過剰な怒りはあなたのみならず周囲の人間

Chapter 4　怒り：PNES の誘発因子

にとっても健康的なものではないのです．

> **重要！**
>
> もし質問 8 で YES と答えて，あなた自身や他の人々に別のやり方で怒りを表出したことがあるときには，すぐに専門家の受診をしましょう．

怒りと PNES のつながり

　トラウマ体験や過去に虐待の既往のある PNES の患者の大部分は怒りと恐怖とが共存しています．「闘争か逃走」の反応が活性化していてしばしば繰り返されています．すなわち，「闘争」の部分が怒りにつながっていて，「逃走」の部分が恐怖につながっているのです．

　あなたにとって怒りと恐怖は日常的な経験になっている一方で，大人の怒りの表出の仕方は今やいくつかの問題となっています．それはその大人の養育者がお手本となるような健全な怒りの表出をみせなかったことやあなたに対して寛容な人物がいなかったことと関係があるのでしょう．もし虐待を目撃・経験したときには，ただ生き延びるために否認や感情の抑圧などの方法に助けを求めてしまい，結果として抑うつや不安，そして怒りを抑制するといった状態になります．そして，これらの問題は PNES の患者には珍しくはないことなのです．このような抑制された感情は PNES を活性化させるのに重要な役割を果たしています．このような感情の抑制が過剰に活性化され，それ自身で命をもつようになると PNES のエピソードは容易に起こるようになります．

　過剰な怒りは PNES と共依存するだけでなく，特に怒りが過剰になったときには QOL の低下と関係してきます．2012 年，私と同僚は PNES の患者では抑うつとシニカルな物の見方と同様に，低い QOL と怒りの強さには強い関係があることについて論文を執筆しました．62 名の PNES の患者は怒りの表出，気分，性格傾向や QOL などを評価す

59

る目的のテストバッテリーを施行しました．テストのときに怒っていたり自分自身を「怒っている」と描出する人物はQOLが低い傾向があるという調査結果でした．低いQOLはトラウマの既往や若いときのトラウマ体験，怒りっぽい性格やシニカルな物の見方などを強く予見させるものです．

　怒りを評価しそれを適切に扱うことはPNESの適切な治療にもなります．なぜならば怒りはPNESを強めるだけでなく抑うつや身体的な不健康を引き起こすからであるとわれわれは結論しました．

　しかし，高いレベルの怒りだけPNESに対してマイナスの影響を与えるのではありません．怒りのさばき方もまた重要なのです．例えば，あなたが典型的な従順な人物ならば，他人はあなたを酷使するかもしれません．その結果，まるで瞬間湯沸かし器のような事態に陥らせる不幸や欲求不満の感情がこれに引き続いて起こるでしょう．十分なプレッシャー以下の状態でも感情の爆発ポイントがあります．PNESでは爆発は，とても暴力的で，非てんかん性言語性発作もしくは筋肉のこわばりや過剰な筋肉の緊張などのさまざまな形で現れます．抑圧された怒りは別の形の怒りとして表出するでしょう．関係のない些細なことにも反応して過剰で不適切な怒りの爆発がみられます．もちろん，PNESの患者は置換された怒りを表出するのみならず，かなりの内的な葛藤を引き起こす問題となります．

　多くのPNESの患者にとってよりアサーティブになる方法を学ぶのはとても大きな利益になります．アサーティブとは「大胆な，自信に満ちた，自己主張が強い」などと定義されます．アサーティブになることは攻撃的，暴力的になったり，過剰に反応したり神経過敏になることではありません．自己主張をして自分の権利や他の人の権利を尊重することを意味します．もしあなたが他人と相容れないときには自分の感情を表しあなたや相手が受け入れられるような言葉で交渉します．あなたの最初の試みがうまくいかなくても，あなたは根気強くなることでしょう．あなたはお世辞を受け入れて自分自身をポジティブに語れるでしょう．あなたがよりアサーティブになれば心因性発作はより起きにくくな

るというのを常に心に抱いておくのはとても重要です．あなたはさまざまな面でより健康的になり自分をコントロールできるようになり自分や周囲の人間に対してより気持ちよく接することができるようになるでしょう．

◾クイズ：アサーティブ，攻撃的，それとも怒りを抑圧している？

以下のシナリオを読んで，どの反応が自分に最も典型的か決定しましょう．

1) 劇場に入るために列に並んでいたところへ割り込んできた人がいる．あなたの典型的な反応は？
   a)「すみません．私が次です．列の最後はもっと後ろですよ」
   b)「わかってるでしょう．もう 20 分も私は待っているんだから！どうして他の人のように列に並ばないの，馬鹿じゃないの？」
   c) あなたは声には出さず内面でつぶやく．「なんて無礼なんだ！でも私は声をたてて騒ぎたくない．だからそのままにしておこう」

2) あなたが強く反対するようなことを他人が言ったときにあなたは大抵どのように答えますか？
   a)「私はそれとは違う意見をもっています」
   b)「もちろんダメだ！あなたは完全に間違っている！」
   c)「えーと，あなたは正しいかもしれない．私には本当かわからないけど」

3) あなたはレストランにいて食事が運ばれるのを長い間待っている．すでにウェイトレスにそのことを告げてあります．そしてウェイトレスが手ぶらのままあなたの席の近くを通っていきます．その時のあなたの典型的な反応は？
   a)「すみません．私は食事を待っていて，これを言うのも 2 回目だけど，準備できていないかもう一度見てきてくれませんか？」
   b)「これはひどい！この店のやり方はこうなの？あなたにはチップはないわ！」
   c) あなたは傷ついた表情で彼女を見つめて，彼女がそれに気づいて

厨房にあなたのオーダーが仕上がっているか見てきてもらうのを期待する．

4) あなたの親友はあなたと意見が合わず，あなたの意見を「自分が話していることをあなたはわかっていない」とそっけなく遮ります．どのように反応しますか？
   a)「話していることを私がわかっていないとあなたは言っているが，私はおとしめられたように感じています．それがあなたが伝えたいことなのですか？」
   b)「私が言っていることをわかっていないなんて言わないで！ このことに関してはあなたよりも私のほうがわかっているのだから！」
   c) あなたは口を閉ざして静かに怒りを抑えながら，この人物とは友人のままでいた方がよいのだろうかと悩み始める．

5) あなたがおもちゃを買ってあげないということで，子どもがお店で泣き叫んで落ち着かない．あなたはどうする？
   a) あなたはゆっくりと落ち着かせてから「あなたのことを愛している．でも，欲しいものを手に入れるのはこのようなやり方ではないの．実際，このようなやり方をするのであれば私はあなたに何も買ってあげないわよ」
   b) 無理やり外に連れ出して大声で「黙りなさい！ うるさいわよ！」
   c) あなたはすぐにおもちゃを買って，静かにしてくれと頼む．

6) 偶然に知り合った女性に一緒に飲みに出かけようと迫られたが，あなたはそれを望んでいない．
   a)「スケジュールがいっぱいです．時間ができたらまた連絡します．今はそれがいつなのかちょっとわかりません」と言う．
   b) 大きな声で怒りながら「あなたのことはよく知らないし，私はあなたと飲みに行きたいとは思わない」と述べる．
   c) 本当は行きたくないのに，飲みに出かけるのに同意して，一晩中嫌な思いをする．

7) 隣人の飼っている犬が自分の家の庭をしばしば汚してしまう．あなた

Chapter 4　怒り：PNES の誘発因子

はどうしますか？
- a) 次に糞が落ちているのを発見したら，隣人に対して「これからはあなたの犬が私の家の庭に入らないようにしてもらいたい．なぜなら，犬が庭を汚すからです」と述べる．
- b)「私の庭に一度でも近づくことがあったら，犬を毒殺してやる」と告げる．
- c) 黙って犬の糞を拾い続けて内心はらわたが煮えくり返り続けている．それでも，隣人にあったときには笑顔で手を振り続ける．

8) あなたは同級生と一緒にあるプロジェクトに取り組んだ．しかし，彼女は講師にそれを発表するときにあなたの貢献には言及しなかった．あなたはどうする？
- a) あなたは自分の貢献が証明できることを彼女に伝え，ただちに 2 人で教授のところに行ってそれを明確にしようと提案する．
- b) 彼女からプロジェクトを奪い取り，立腹して教授に新しいプロジェクトを伝える．
- c) あなたは何も言わず，教授があなたの仕事に気づいてくれるのを期待する．もしくは彼女が将来になってあなたの高いクオリティーの仕事に気づいてくれるのを期待する．

9) 妻が妻の友人との夕食のプランを立てていて，土壇場になってそれをあなたに伝えた．あなたの反応は？
- a)「君のこういうやり方は本当は好きじゃない．もし外出するのであれば前もって教えて欲しい．そうすれば自分自身の夜の過ごし方を計画できるから」
- b) 翌週に，あなた自身の夕食のプランを立てるが彼女には黙っている．そして土壇場になって急にその話を持ち出し，してやったりとほくそ笑む．
- c) あなたは何も言わず，不機嫌に冷凍食品の詰め合わせパックを温める．

10) 絵画教室の入会手続きをしたと夫に告げたら笑われた．どのように反応する？

63

a)「もう,あなたの反応ってひどいわ.私が大事と思っていることに対してあなたがその応援をしてくれているって思えないもの」
b) 新しい絵画の道具を彼に投げつける.
c) 自分の母親に電話して彼の文句を言うが,彼には直接何も言わない.

もうすでにおわかりかもしれませんが,「a」の反応がアサーティブなもので,「b」の反応が衝動的・怒りの反応で,「c」の反応が従順・受動的な反応です.もし,あなたの反応の大部分が「b」や「c」であると,あなたはおそらく望むようなよい結果が得られず,状況はより悪いものになっているでしょう.

アサーティブを通して怒りをうまく取り扱うこと

アサーティブ(感情の抑制)が欠けていたり極端に怒っていたりして,怒りを不適切に管理していると,あなたのPNESは悪くなります.そしてあなたの苦悩は増し,内的な緊張が高まり人間関係がうまくいかなくなります.アサーティブな怒りのマネージメント方法に切り替えるのはPNESの治療にとって重要です.あなたの治療者はあなたが問題点に気づき,強い不快な感情をコントロールできるようなより健康的でアサーティブなやり方を思いつくよう指導していきます.

アサーティブになるために以下の3つのことを学ぶことが必要でしょう.

- **すぐさま外的な対人関係の状況を評価する**:不愉快な信号を感じたらすぐに,その直前に言われたことやされたことに照準を合わせる
- **身体的・感情的な反応に気づく**:体はどのように反応しているのか(心拍数の上昇,深い呼吸,筋肉の緊張など)やどう感じたのかを自分自身に問うてみる
- **明確で効果的,社会的にも許容されるようなやり方で相手に反応する**:社会的に受け入れられないようなやり方を用いずに,起こったことやあなたの必要なことをクリアに説明できるように効果的な意思表明や行動を示す

あなたがアサーティブに行動すると,あなたと相手の相互関係はより

明確なものになります．そうすると，お互い誰と取引しているのか，どのような立場なのかを理解できるようになります．信じるにせよ信じないにせよ，あなたがわかりやすくコミュニケーションをとるようになるとみんな楽になるのです．あなたの言いたいことは受け入れられないかもしれませんが，少なくともあなたの期待することを相手は知ることになります．そして誤解や怒りの爆発を避けることができるのです．

■怒りの管理

この章で話したテクニックは，怒りを管理したりアサーティブになるための訓練の序章にすぎません．このようなテクニックを用いることで，あなたが怒りの感じ方に気づき，その反応の選択がいかにポジティブなもしくはネガティブな結果につながるのかを知ることができます．これはすでにあなたが治療のなかで経験している，あるいは治療の補完として治療者から提供されているテクニックのサンプルに過ぎないということに注意してください．

■自分の怒りを知る

怒りの問題を取り扱う際の第一歩は，自分の怒りに精通することです．あなたを怒らせるものを明確にし，どのような怒りなのか，そしてそのような怒りを誘発させる人物や出来事に出くわした時にどのように考え，感じ，行動するのかをはっきりさせるのは重要です．自分の怒りをさまざまな角度で評価できるようになると，無意識に反応するのではなく自分の反応を選択できるようになれます．自分の怒りの理解が上達すると，自分の感情をよりコントロールできるようになりPNESを煽るようなことも減っていきます．

記録をつけてみることは思慮深い方法で自分の怒りに慣れるのにとてもよいやり方です．PNESの記録をつけていたのと同じノートに記録をつけてみるのがよいでしょう．別のページの部分に「怒りの管理」の項目を作って始めるだけでよいのです．それからどのような怒りの感情があるのか注意してみましょう．次にたとえどんなに些細な怒りや欲求不

満でもそれを感じたときにはあたかも科学者かのように自分自身や出来事や関係した人についてよく観察しましょう．あなたの行動や反応を変えようとはしなくてよいのです．ただ，起こったことを証言できるだけ詳しく出来事やあなたの反応を書き記せばよいのです．このような情報はあなたがよりアサーティブになろうとし始める時にとても有効なのです．

観察のために以下の点に気をつけましょう．

- **あなたを怒らせたものは何なのか？**

  どんな出来事や発言・行為があなたを怒らせたのでしょうか？　軽んじられた，侮辱された，避けられた，非難された，もしくは別の感情などあなたがどう感じたのかを明確にできますか？

- **どのように反応したのか？**

  その出来事に対してあなたは身体的・言語的にはどのような反応をとったのか書き記しましょう．たとえまったく何も感じなかったり麻痺しているような感じだったとしてもそれを書き記すのです．後でとった行動（他の人に八つ当たりする，泣く，過食する，お酒を飲む，寝るなど）も書き記すのを忘れないようにしましょう．次に起こった心因性のエピソードはいつなのでしょうか？

- **そのときあなたは何を考えていたのか？**（例：「彼女はよくもまあできたものだ！」「殴ってやりたい」「彼の上司に言いつけてやろう」「みんな私のことをこき使う」など）

  怒りの感情をもちましたか？　反応するやり方を計画しましたか？　自分自身に嘘をつきませんでしたか？（「彼は私を侮辱したとは決まったわけではない．私はすごく傷ついたと思われたくない」だとか「人ごみのなかで大きな声を出せたとは思えない．だからただそのままにしておいた」）不満を現すのが困難になったときに過去の出来事を思い出したりしましたか？（口論となった際に小学4年生のときの先生や別れた夫とのことを思い出したりしますか？）それともあなたの考えは先回りしてひどい結末を考えたりしますか？（例：「人々はみんな私に苦情を言って嘲るだろう」「私はクビになる」「このウェイターは私

Chapter 4　怒り：PNES の誘発因子

の料理に唾をかけたのではないか？」)
- **出来事の最中や終わった後に身体的にはどのように感じましたか？**
  あなたの体の調子は？　筋肉は緊張していますか？　胃がムカムカしている？　脈は速くなっている？　顔は赤くなっていないでしょうか？　終わった後にはどっと疲れたりはしませんか？
- **出来事の最中や終わった後にどのように感じていましたか？**
  怯えている？　うんざりしている？　不愉快？　それとも精力的？　不安いっぱい？　混乱している？　無感覚？　力がない？

怒っているときには書き記すのが困難なときがあるかもしれないのは覚えておきましょう．怒りに伴う不快感が強すぎて，すぐにでもそれを追い出そうとしたり，自分はこの状況を誤解していたと思わせようとすることがあるためです．どこにも葛藤はないという幻想を維持できるので，短期的にはこのような反応はポジティブに思えます．しかし，長期的な視野に立つとこのような反応はあなたを不健康にしたり人間関係を壊したりしてしまいます．そのため，自分自身の内側と外側で何が起こっているのか注意深く気をつけることはとても重要なのです．自分自身が気づいていなかった，PNES を維持する原因となっていた感情に気づくのに役立ちます．

- 　パメラは中年の女性で離婚歴があり成人した 2 人の子どもがいます．ここ 1 年ほどで PNES と診断されていましたが，滅多に怒らない性格でした．サンクスギビング直後の定期的なセッションに来たときに彼女は，1 つのことを除けばよい休日だったとコメントしました．すなわち，彼女の息子は夕食の直前になって都合がつかないと電話してきたのだそうです．クリスマスのバーゲンをあきらめて，別れた夫と息子たちをなんとか引き合わせようとしていたため，彼女にとっては特別な夕食だったのに．どうして食事に来れないのと息子に尋ねると，息子はガールフレンドと一緒にすごすと答えて，電話を切ったのでした．彼女は私を見て肩をすくめて「まあいいわ．どうしようもな

67

いわね，子どもっていうのは！」

　私は彼女を止めて，もっとこの状況を注意深く観察するよう伝えました．「本当によかったのですか？　本当に満足しているのですか？」

　パメラは立ち止まって考え，息子が来なかったことですごく傷つき，皆が帰ったあとの夜に泣いたことを認めました．彼女は息子には伝えてあったのだからもっと早くに来れないことを言ってくれればよかったととても腹を立てたのを最後には認めたのです．私はパメラにもう少し怒りの感情をよく分析してみるよう勧めました．彼女は怒りの感情は自分自身を苦しめると懸念していたのですが，そのようなことは起こりませんでした．感情と向き合ったことにより，実際には怒りは消失しました．怒りは何かの信号であり，それを把握すればより明確に物事を考えられるというのを理解できました．

　続いて，サンクスギビングの出来事でパメラが扱うことができたいくつかのやり方や次に息子と話すときのやり方などを入念に調べました．彼女の体験を明確に筋道をたてて息子に伝えられるような，彼女がよいと感じるような言葉をついに見つけることができたのです．怒りの感情に目を向けることで，パメラは怒りとは受容できるものであり意味のある感情なのだと理解することができました．怒りに気づくのを許すようになったところ，彼女は効果的な行動をとれるようになりました．

　パメラは怒りの「モニタリング記録」を続け始めて，いかに何度も怒りの感情を抑えていて結果として彼女にとっていかによくなかったのかに驚きました．このことが明らかになるとアサーティブになることに納得し，治療が効果的に進んだのでした．

　過去にさかのぼっていくつかの大きな怒りを呼び起こすような状況に関して記録をつけることもとても有効なことでしょう．自分の分析に正直になりましょう．この記録はあなただけに見せるのですから，率直になりきるのが自分自身の怒りを理解するのに最適な方法なのです．ノートのなかにいくつかの記録（現在および過去）をつけることができたら，

Chapter 4　怒り：PNES の誘発因子

そのパターンに注目しましょう．効果的ではない方法で怒りを表していませんか？　例えば，悪口を吐く傾向はありませんか？　無理やり感情を飲み込んでいませんか？　しばらく爆発しそうで，他の人に八つ当たりをしませんでしたか？　何も起こっていないかのようなふりをしていましたか？　パターンに気づくとそれを変えようとすることはできます．

■台本を用意する

　怒りを誘発するような状況は繰り返し起こりうるので，あなたがアサーティブになるのに役立つような反応（台本）をあらかじめ用意しておくことはとても有用です．最初から台本を用意しておけば，怒りを呼び起こすような状況になっても明確でアサーティブな（しかし攻撃的ではない）反応をしてよい結果になることに役立ちます．

　台本を書くにあたっては，過去に経験して，また起こる可能性が高い出来事を選択することから始めます．記録ノートにはどのような状況で始まったのか，何があなたを怒らせたのかを要約しておきます．治療者と一緒にやってみるのもよいでしょう．次に示すのは私の患者のジェニファーの例です．私は彼女と母親の間の問題が何かを明らかにすることができました．

> 　ジェニファーは最近離婚をしていて子どもたちとは離れて生活をしています．彼女は理由はわからないのですが，自分の母親と話した後に嫌な感情にしばしばなると述べました．われわれは詳細にジェニファーと母親の会話を検討したところ，彼女の母親が「寂しいとか一人ぼっちとか自分の苦境に文句を言ってはいけない．だって，これはあなた自身がもたらした結果なのだから」と最近言ったとジェニファーは話しました．
> 　後日，ジェニファーの母親は彼女に「お父さんと私は，あなたの前の旦那さんをクリスマスの夕食に招待しようと思っているの．あなたは次の日に来てちょうだい．そうしたほうが，子どもたちが離婚のこ

69

とを感じずにすむから」と告げました．

　ジェニファーの母親は会話のなかでこのようなきつい言葉で彼女を傷つけ，彼女の返事に対しても「議論してしまう」傾向があるのが明らかとなりました．このような母親の言葉・行動はジェニファーを本当に爆発させるのでした．彼女は怒って母親を叩き，会話を切り上げてしまうのでした．それから数時間したらジェニファーは母親に電話して謝罪するのでした．自分が母親を本当に必要としているときでも母親に理解されたり癒されたという感覚がないため彼女は自分は怒っているのだと自覚していました．別れた夫に味方して彼女をクリスマスの夕食から除けものにするという行為によって彼女は自分は価値がないと感じるようになっていました．

　問題の根源と自分自身を怒らせているものをジェニファーは理解すると，彼女は次に同じような機会に使えるような理論的で有効な反応を書き記せるようになっていました．
　台本を書くときには以下の4つの部分について考えるのが役に立ちます．

1) **そのような状況になったときにあなたがどのように感じているのかを相手に伝えましょう**：例えばジェニファーは「今ちょうど，私は孤独だと言っていたのに，あなたの答えはちっとも慰めてくれなかった．あなたはこれは自分が招いたことだと言ったときに私は余計に孤独で寂しくなった」と行ったようなことを母に伝えられたかもしれない．
2) **このような感情にどのように反応したのかを説明する**：「あなたに慰めてもらえなかったと感じて，私は引きこもって，怒った」もしくは「あなたが前の旦那—あなたが知っているように私を傷つけた相手を夕食に誘っていると聞いて，私は傷ついて失望した」ということもできたかもしれない．
3) **実行可能な別の反応を相手に示す**：「私が苦しみをあなたと共有しよ

うとしているときには，どのような言葉が私を楽にするのか自分で考えてみてくれると私は助かる．言うべき言葉がわからないときにはただ『わかっているよ』とか『こんなことがあって悲しい』と言ってくれればよい」などと母の助けが本当に必要なときにはジェニファーは言えるようになっている．

4）**このような反応がお互いにとってよい結果をもたらすのかを説明する**：「これを変えることができるようになれば，私たちの関係は今よりもよりスムーズになって，母と娘としてもっと充実した時間を過ごせるようになると思う」とジェニファーは言えるかもしれない．

次に母から電話があったときに，母からきつい言葉があるや否やジェニファーはこの台本を使用し始めました．彼女はそわそわしていたものの，繰り返し練習していたため落ち着いて自信をもって彼女のコメントを伝えることができました．驚いたことに母親は話し続けるのを止めて耳を傾け始めました．お互いにとって意味の深い会話をすることが最終的にはできて，彼女は「癒された」と感じ，母親は謝罪めいたことを口にしましたが，それは今までなかったことでした．

台本があると難しい状況に陥ったときに，いつもよりちゃんとした言葉で切り返すことができ，そうすると相手の売り言葉に買い言葉的な反応を引き出さずにすむことになります．最終的には両者にとってポジティブな結果となるのも，この台本を用意することの動機となります．つまり，お互いにウィン・ウィンな関係となって皆が心地よく感じられるようになるのです．

台本を書くというのは，たくさんの修練が必要な，まさしくアートなのです．あなたは状況を理解できるようになる必要があり，説得力のあるやり方で意見を言えるようにならないといけないので，慎重に進めていくためのプロットを作るのには時間がかかります．あなたの台本を他の人（治療者がよいだろう）にやってもらったりロールプレイをしてみるのはよいアイディアでしょう．それによって台本の未解決な部分などを

チェックできます．台本を使うという場面になって，自分は準備をちゃんとしていて確信しているのだと感じるのはとても重要です．自分が言いたいことを暗記するのは有効だと感じる人々がいますが，まったくもってその通りです．もし電話をしているときならば，ノートを手に取りながらやるのもよいでしょう．そして，最初はうまくいかなかったとしてもめげないでください．台本に戻ってそれを修正してみてまたやってみればよいのです．効果的な台本を書いて用いてよりアサーティブになるには粘り強さが重要なのです[9]．

■深呼吸をしてみる

　脅威を感じて体全体の動きが加速しているときには明瞭に物事を考えるのは難しいでしょう．そのようなときに起こす行動は直情的となってしまって攻撃的となり残念な結果に終わってしまうでしょう．行動する前に身体的にも精神的にも落ち着かせるのはよいアイディアです．これを実践するよい方法の１つとして深呼吸を練習するのがあります．

　傷つけられ怒ると，あなたの呼吸は自動的に速く浅いものになるでしょう．しかし，意識的により長く深い呼吸をとることで身体的にも精神的にも落ち着きを取り戻せます．深呼吸をしているときに自分自身に落ち着かせるような言葉（例えば，「落ち着け」とか「リラックス」など）をかけてみるのもよいでしょう．息を吸うときには柔らかな色彩を，息を吐くときには暗い色彩をイメージすると深呼吸しやすいと言う人もいますが，くわしくはこの章のエクササイズ２を参照してください．

■リフレームしてみる

　あなたが怒ったときには別の視点をもってみるのは役に立ちます．人生において些細な出来事には特にこれはあてはまります．あなたはご主人に繰り返しヒントを与えていて，誕生日にご主人があなたが欲しいも

もし，アサーティブに関してより知りたいのであれば，以下の本を勧めます．
9　The Classic Step-by-Step Program for Becoming More Assertive: Asserting Yourself by Bower and Bower（1991, De Capo Press）

のを買ってくれると期待しているとしましょう．しかし，そうではなくご主人はあなたが絶対に着ないようなセーターを買いました！ あなたは怒って誤解されたと感じるでしょう．ここで少し戻って別の視点で考えてみましょう．これって本当にどれだけ意味のあることなんでしょう？ 長い目でみてみるとこれって重要なんでしょうか？ 肝心なことですが，慎重に格闘することを選択できれば，そういったものは本来は他の物に費やすべき時間や努力や感情的な疲労の価値もないのに気づくでしょう．

　あなたは，故意ではないかと自問したかもしれません．他人があなたを偶然に傷つけたり攻撃したりしたときは，わざとしたのとはずいぶん異なっています．これを理解することは，あなたが違った反応を選ぶのに役立ちます．

■極端な言葉を避ける

　頭の中で出来事を検討する時に，自分の使っている言葉や考えに注意を払ってみてください．極端な言葉（「彼女は<u>決して</u>私の話を聞かない」「これでは<u>激怒</u>してしまう」）を用いると本当に興奮してきて明瞭な考えができなくなってしまいます．極端な言葉の例は以下に示します．

- いつも
- ひどい
- 絶えず
- 災害
- 激怒
- みんな
- 永遠に
- 恥をかかされた
- 決して
- 誰も
- すっかり参ってしまった
- 台なしになってしまった

笑ってしまおう

　些細なことにまつわる怒りを中和する優れた方法としては，そのような状況でユーモアの視点をもってみることがあります．事実，日常的にイライラさせるような出来事が多くありますが，視点を変えてみると大きな問題ではなくなります．「数か月とか数年後には笑い話にならないだろうか？」などと自問してみることから始めるとよいでしょう．笑ってしまうことは緊張を取り除くよいやり方です．笑ってしまうことで，恐怖や怒り，その他の閉じ込めていた感情が解放されます．ご主人が誕生日にひどいセーターを買ってきたときには怒ってしまうのではなく，セーターを戻す前に夫がいかに流行に縁遠いのかを笑ってしまうことを選択することもできるのです．

　笑いはエンドルフィンを作り出します．エンドルフィンすなわち「よい感情の」ホルモンは体内で自然に作られ，自分は健康で安全であるといった感覚を増やし，ポジティブな感情を生み出します．笑えば笑うほどうまくいくようになるのです！　あなたの人生に笑いをもたらすものには以下のものが含まれます．面白い映画やTV（大きな声で笑う人と一緒に見るのが望ましい）を見る，コメディを観劇する，自分自身を笑ってみたり，友だちと一緒にあなたにまつわる馬鹿な話を共有してみるなどです．ラフターヨガ（笑いヨガ）教室は，参加者が怒りを解放しストレスから救われるよう構成されています．これらはみんなあなたの生活に明るさをもたらし，結果としてあなたが楽になるのに役立ちます．

建設的なゴールにむけてエネルギーを使う

　余分なエネルギーをすべて建設的なゴールに向けて使えるのであれば，怒りの感情をよりたやすく管理できるようになるでしょう．それには必要性があって，長いこと延ばし延ばしになっていたようなことをやってみるのがよいかもしれません．もしくはエクササイズや庭仕事，バラを育ててみたり，家を掃除する，ガレージをきちんとするなどの体を動かすことにエネルギーを使ってみるのもよいでしょう．特に身体的に消耗するようなことをしていないときでも数日にわたってストレスホ

ルモンによって起こるエネルギーの消耗があるというのに注意してください．イライラさせるような出来事にとらわれるのではなく，安全を感じながらやれるような身体的な活動にエネルギーを使うようにしてみましょう．もし，非てんかん性のエピソードがあったときには休みましょう．でも，ずっと控えていることはないのです．回復したら，また活動的に体を動かしてみましょう．

運動をしてみましょう！

どのような種類のエクササイズも怒りの管理に関して助けとなりますが，有酸素運動は気分を改善し興奮をおさめるのに特に効果的です．有酸素運動により心拍数は速くなり呼吸数も増加し，汗をかくようになります．いくつか例を挙げると，速いペースのウォーキング，ランニング，サイクリング，サーキットトレーニング，スキー，武術，ローラーブレードなどが有酸素運動に含まれます．このような運動によってエンドルフィンの分泌が促進されて気分が改善し不安や抑うつの解消に役立つでしょう．アドレナリンやコルチゾールといったストレスホルモンを消費することで，有酸素運動はストレスを減少させます．

有酸素運動の感情的・心理的な利点としてはその他に，自信やセルフイメージの改善，性生活の改善，QOLの改善，体重減少，活力増大，友人や仲間を作る機会を増やすなどが考えられます．簡単にいうと，有酸素運動はあなたが怒りをうまく取り扱うのに役立つだけでなく，いろいろな面であなたの人生をよりよいものにしてくれるのです！（PNES患者のエクササイズの詳しい説明は第8章を参照してください）

エクササイズ2：リラックスできるような呼吸

感情的に落ち着き地に足をつける際に，呼吸はとても有効です．以下に記したように，呼吸によって怒りと不安の両方の感情の取り扱いがうまくなり全体的に健康になることができます．呼吸はPNESの誘因となるさまざまなことを取り扱う際に優位となる素晴らしい方法なのです．

生まれたその日からあなたは呼吸を続けているので，あまり呼吸に関

して考えることはないでしょう．すなわち，あなたが注意していてもそうでなくても自然と行われているものです．しかし，あなたの呼吸はトレーニングを積んで強力な手段へと変わることができるのです．つまり，「今，ここにいる」ということの錨になって，自分の考えを方向づけ自動的な体の反応をコントロールする手段となるのです．呼吸を訓練することで，あなたの反応は自動的でなくなり（物事に対してあまり考えずに反応しないようになる），自分の考えや行動に関して深く考えられるようになります．

腹式呼吸 対 胸式呼吸

　呼吸を訓練するため，あなたは**胸式呼吸**とは反対の，**腹式呼吸**を行うことを習う必要があります．胸式呼吸では，1回の呼吸は速く，浅く，吸い込んだ空気は肺の上部にとどまります．腹式呼吸では，1回の呼吸はゆっくりで，深く，腹部を伸ばせるので肺組織の奥深くまで空気がとどき，完全に満たすことができます．腹式呼吸は**横隔膜呼吸**としても知られています．横隔膜は胸部と腹部の間に位置する大きな筋肉で，その収縮により強制的に下降すると，腹部の拡張が起こります．これにより胸部が陰圧となり，強制的に空気が入ります．陰圧はまた，血液を胸部にひきこみ，心臓への血流を改善します．

　腹式呼吸により，より多くの酸素を身体に送り込めるので，身体的なスタミナの改善も得られます．肺のエアポケットを拡張し，血流を改善することで，肺や他の器官の感染予防にも役立ちます．しかし何よりも，交感神経系によい方向で影響を直接与えることから，リラクセーションや全人的な幸福感の促進の優れたツールなのです．

　一方で，血流の多くが肺の上葉に導かれ，結果的に酸素の運搬が少なくなるため，胸式呼吸は能率の悪い呼吸法です．

　何か「悪い」感じは脳に信号を送り，心配やストレスの上昇が起こります．

🔲 腹式呼吸の練習

　腹式呼吸を身につけるためには，まず背もたれのまっすぐな椅子に座り，両足を床につけ，手は膝かひじ掛けにのせます．または，床にしいたマットの上に背中をつけて横たわります．

　一方の手を胸部にのせ，もう一方の手を腹部にのせます．もしあなたが横たわっているならば，手の代わりに折りたたんだタオルのような軽い物をのせて下さい．そうするとお腹の動きがよくわかります．

　鼻からゆっくりと，深く，腹部が膨らむまで息を吸い込みます．これを正確に行うと，お腹にのせた手または物は，胸にのせたよりも高く上がるでしょう．空気が鼻をとおして胸やお腹に入ってくるのを本当に**感じます**．

　そしてゆっくりと口から息を吐いて，胸よりも先に，お腹が内に沈むようにします．いちどこの腹式呼吸の方法を身につければ，もはや胸やお腹に手や物をのせる必要はありません．

🔲 腹式呼吸で心穏やかにする

　先に述べたようなテクニックを使って深くゆっくりと鼻から息を吸って6まで数えましょう（6まで数えられなくても心配はありません．健康状態や肺容量によっては4まで，またはできるだけ数えてみましょう）．部屋のなかの空気をすべて吸い込むようなイメージをしてみましょう．胸とお腹いっぱいに息を吸いこんだら，「イチ，ニ」と数えてそのままにしましょう．それからゆっくりと8まで数えながら息を吐き出して優しくお腹に力を入れて完全に息を吐き出しましょう（もし8まで数えられないときには可能な限りでゆっくりと息を吐き出すのを確実にしてみましょう）．息を吐き出したときにもそのままの状態で2までを数えてみましょう．

　さらに4サイクル繰り返して合計5回やってみましょう．1呼吸は10秒で（もしくは1分間で6呼吸）やってみてください．めまいを感じるようであれば呼吸が速すぎることを覚えておきましょう．もしめまいを感じたら呼吸を止めて楽な姿勢で休んで呼吸のペースをより遅くなるよう

77

意識してもう一度やってみれば良いのです．

来週への準備として，この呼吸エクササイズを1日に3回，1回10分していきます．（感情的にも身体的にも）どのように感じたのか毎日あるいは週末には記録をつけましょう．

深く呼吸するための方法

驚くかもしれませんが，もっとたくさんの息を吸い込むのでは**なく**，しっかりと息を吐き出すことを学ぶのが呼吸を深くするのには重要です．完全にリラックスするには息の吐き出しを吸い込みよりも長くするべきです．

腹式呼吸で癒されたと感じたら，数える代わりに言葉によってリラックス効果を強めることができます．例えば，落ち着く色のなかで呼吸しているのをイメージしながら，「落ち着く」「リラックス」などの言葉を静かに繰り返して呼吸してみてください．息を吐くときには暗い色のなかで呼吸しているのをイメージして「緊張している」「怒り」などの言葉を静かに吐き出してみましょう．このようなやり方で，息を吸うときには自分が望んでいる感情を，息を吐くときには手放してしまいたい感情をイメージすることができます．

1日を通じて，時々は自分の呼吸に注意してみる時間をもちましょう．短く浅くなっていませんか？　長く深いでしょうか？　姿勢（前かがみよりもまっすぐな姿勢）は深い呼吸に役立っているでしょうか？　時間をとって気をつけてみると，あなたがストレスを感じたときに自分の呼吸状態がわかるのです．そのようなときには大抵呼吸は簡略され役に立たないものになっているでしょう．でも，あなたは長くゆっくりとした深い呼吸をすることですぐにリラックスすることができるのです．非てんかん性の発作が起こりそうなときやそれが終わった後でもいつでもあなたは自分の呼吸をチェックすることができます．そのような情報は自分自身が気づいていないような不安を明らかにするので，あなたや

Chapter 4 怒り:PNES の誘発因子

治療者にとってとても重要なのです.

columns
怒りが前面に出た PNES の症例

　当院紹介時 40 歳男性．高校卒業後，1 年ごとにさまざまの会社を転々とし，26 歳頃に「てんかん発作」が起こったということで以降，無職となり生活保護となった．しかしこの間に 2 人の女性と同棲し 1 人とは結婚している．30 歳頃より発作はさらに悪化．左上下肢がピクつく，両側上肢が強直するなどの発作が月に数回出現する状態となり，発作後家人の顔も誰かわからない状態が数日続くなどしたため前医に緊急入院となった．MRI および脳波所見は特に問題はなかったが，SPECT で側頭部に低灌流域があることを主な根拠として側頭葉てんかんと診断を受けた．入院後，数分程度の発作のたびごとに数時間の全生活史健忘の状態が続発．カルバマゼピンにクロナゼパムを投与したところ，発作は軽快傾向を示したと紹介状には書いてあった．当初は治療に協力的であったが，特定の看護スタッフが個人的に親しくなろうとする意図を感じて距離をとろうとしたところ，態度は急変．病棟の状態をよく観察し，細かなミスをみつけては執拗に看護スタッフや医師にクレームを申し立て，時に怒声をあびせるような状況が頻発したため，退院を促されたが，退院後受傷したら誰が責任をとってくれるのかなどと退院を渋ったため当院に紹介受診となった．

　病歴からてんかんでない発作も少なくとも何割かはある可能性が高いことを告げ，長期の観察が必要なのでその間ずっと入院して経過観察することは不可能であること，繰り返し脳波をとり，発作を動画にとって一緒に検討することを提案した．動画で繰り返し確認できた発作がいずれも明らかに PNES であり，抗てんかん薬を減量中止するのに応じて，PNES は次第に出現しなくなった．他方で，何度目かの来院でやってきた家人は発作よりも本人の突然の怒りと家財を壊したりする状態に参っていることを相談したいと希望．PNES はおさまったものの，何か事があると執拗に攻撃的になり，攻撃性を抑制できない状態は続いている．こうした状態がさまざまの問題の原因になっていることへの自覚はカウンセリングを 1 年半程度続けたが十分には生じなかった．カウンセリングは自己中断している．

（兼本浩祐）

Chapter 5

不安をコントロールする

Taking control of anxiety

勇敢な人間とは恐れを知らない人間のことではなく，恐れを克服した人間のことなのだ

ネルソン・マンデラ

◆ ◆ ◆

　夫によるとサマンサは心配性の人間でした．「もし彼女は心配の材料がなかったら，すぐに別の何か心配事をみつけるんです！」と彼は述べました．最近は，彼女は夫の健康や息子の新しい仕事，家の貯蓄，そしてなかでも，繰り返し彼女を苦しませるPNESについて心配をしているのでした．1つの問題から別の問題そしてまた元の問題に戻って，といった具合に彼女の思考はコントロール不能になりふわふわ宙をさまよっているようでした．彼女は疲れていて緊張していて，そして不安定でした．彼女の口は乾いていて，湿度を保つために絶えず飴をなめていましたが，今度は虫歯を心配するようになっていました．睡眠は短くなり消化も不良で悩んでいました．彼女が心配をすればするほどPNESが起こり，突然彼女は涙一杯で固まってしまいました．

■不安とは何か？

　あなたは不安と恐怖は同じだと考えるかもしれませんが，両者は違っています．恐怖は知覚した脅威に対する現実的で心理的な反応に集中していて通常は短時間しか持続しません．典型的な不安は勝手に湧いてくる心配や神経過敏な状態で，集中できず，全般化し長い間続きます．脅威を特定することはできず，ただ内面での精神的動揺，不安などが弱さとともにあるのです．不安はトラウマ体験をした人にしばしば起こります．そしてそれは理解可能なことです．なぜなら，もしトラウマ体験によって基本的な安全の感覚がぐらつかされていると，普段から注意を払うようになっていて，常に危険が起こらないか警戒するようになるからです．多くのPNESの症状が起こるようになることにおいてトラウマ体験は重要な役割を担っていて，非常に多くのPNESの患者は実際に不安から被害を被っているし，不安の感情は常に存在するものなのです．

　恐怖や不安は「闘争か逃走」反応，とりわけ「逃走」の部分と強く関係しています．あなたは安全ではなく，身を守るために何かする必要があるというのを告げる身体的な警告なのです．ただそれについて考えてください．あなたが不安を感じたときには第1の衝動は多分もう走り出しているのです！　あなたが避難する（もしくは必要ならば立ち止まって戦う）のを助けるためにあなたの交感神経系は血流中にアドレナリン，ノルアドレナリンを即座に放出します．この素早い不随意的な変化には，瞳孔が散大し（そのためよく見えるようになる），心拍数と血圧は上昇する（筋肉によりたくさんの血液を送りこむため），呼吸は速くなり（酸素摂取を増やすため），ブドウ糖が血中に放出される（エネルギーを得るため），内臓運動は低下する（なぜならこの場合は消化器系の働きは生命的には重要ではないから），などがあります．

　つまり，恐怖というものは自己防衛にとってまさしく必要なものなのです．もしそれがなかったら危険な状況のなかにたやすく巻き込まれてしまったり，自己防衛に失敗しあらゆる攻撃に対して弱くなってしまったりします．もしくは攻撃や逃走に必要なリソースを呼び起こすことができなくなるかもしれません．危険がもはや存在せず，現実的な目的が

ないにもかかわらず恐怖はまあまあ持続していて不安の感情や身体反応が続いているときにのみ恐怖は問題となります．

PNESの患者や虐待の既往のある人々には「闘争か逃走」の身体的反応がしばしば活性化し，神経質になったりひどく怖がったり過覚醒になったりする感覚がほとんど常に持続しています．トラウマ体験や虐待の影響が解決されていない場合にはこのような不安の感情は漠然と持続し続けるのです．

全般性不安障害とパニック障害

多くのPNESの患者は異常なほどのレベルの不安を抱えていて，患者の症状や家族歴，生活史などをもとに定義されている不安障害の基準をしばしば満たします．不安障害のなかでも，心的外傷後ストレス障害（PTSD），全般性不安障害（GAD），パニック障害（PD）が多いです．PTSDに関しては第3章で詳細を述べたので，GADとPDに関して以下に記します．

- **全般性不安障害（generalized anxiety disorder：GAD）**：ほとんど常にある緊張や心配というのがこの障害の特徴です．不安の源や恐怖や心配の誘因となるようなことに関しても明確に同定することはできません．GADの症状としては，不穏，焦燥，イライラ，疲労，筋緊張，睡眠不足，集中力低下，浅い呼吸，発汗（外の気温のせいではない），口渇，ふるえ，消化器症状などがあります．

- **パニック障害（panic disorder：PD）**：パニック発作を経験しているのであれば，状況とは不釣り合いな強い恐怖を感じたことでしょう．心拍数が速くなり，発汗，呼吸が短くなり，意識もうろう状態，コントロールできなくなるという考え，無感覚，胸の痛みや息苦しさなどの症状が含まれます．感覚はとても強いので，あなたは心臓発作で死んでしまうのではと感じたかもしれませ

ん．発作エピソードは予測不能に突然やってきて，数分間続きます．些細な感覚をパニック発作の始まりと誤解してしまうため，過剰に敏感になって自身の体の状態に極端に注目するのは事態を悪くします．

　パニック障害の診断は以下の3つの基準を満たすとなされます．①頻回なパニック発作．②少なくとも1つのパニック発作はまた別の発作を起こすのではないかという心配が1か月後もしくはそれ以上にみられます．③パニック発作は物質乱用や医原性，その他の精神障害によって起こるものではありません．

　もし自分自身でこれらの症状があると感じたら，有効な治療法が存在しますから，メンタルヘルスの専門家に正式な評価をしてもらった方がよいでしょう．

不安のループ

　不安とは絶えず回り続け，自身を燃料として利用する悪循環をもたらす機械のように考えることもできるでしょう．不安のループは以下のように作用します．

1) 外的な脅威と理解したものを感覚(目と耳)を通して知覚する．
2) 「脅威」のメッセージを脳は身体に送り，アドレナリンとノルアドレナリンが血液中に放出される．
3) 身体は敵に対しての攻撃準備もしくは素早く逃亡する準備をとる(闘争か逃走)．
4) 身体の変化は脳へのメッセージとして伝わり，「これは緊急事態だ！」と脳が認識する．
5) 注意深く周囲を観察し，「過覚醒状態」で脅威となりうる些細なことにも注意を払う．少しでも脅威になりそうなことを見つけたらまた1)に戻る．

Chapter 5　不安をコントロールする

　不安のループは，必要な長さだけ（あなたが戦場に巻き込まれてしまったり，野生動物の群れに襲われて逃げるときなど）あなたを過覚醒状態にしてそれを維持します．しかし，脅威がなくなっても交感神経系は抑制されないことが時にあります．母国に戻った兵士がまだ敵の基地の中にいるように感じたりする，もしくは身体的・性的な虐待を受けていた子どもが里親のところでケアされているときに不安を感じるなど，危険は本当に消え去ったのか頭が確信できないために起こっているのかもしれません．もしくはただ1つの大きなトラウマが心理的なサポートを受けていないために起こっているのかもしれません．例えば，殺されそうになった人は安全な環境においても過覚醒状態のまま，自分は危険な状態にあると信じ続けるでしょう．

　不安のループはある種の考え方によって起こり維持されるのです．ネガティブな出来事を大きくとらえる（大げさに考える），自分に完璧を求める，すべての人の承認を求めて頑張る，過去や未来にとらわれて生活している，仕事を任せるのを断る，心配し続けるのに集中してしまう．これらの思考パターンはあなたの不安を強化し，あまりにも長い間あなたを過覚醒状態に維持し続けてしまう．そして極端な不安はPNESの燃料となってしまうのです．

　不安のループが続くと，身体も心も疲れきってしまい，消耗し始めてしまうでしょう（例：常に疲労を感じる，筋肉の痛みを感じる，頭痛，お腹の調子が悪くなる，体重が変化する）．もし，トラウマや不安の背景にある考えが解決されなければ，心配，神経質，不安などは「例外」ではなく「習慣」になってしまい，日々の問題やストレスにしっかりと対応ができないままになるでしょう．感情的な緊張によって，効果的な問題解決や理性のある考え方ができなくなり，将来に希望がもてず，困難な状況のなかで「固まってしまう」のです．このような状況では日常生活での平均的なストレスは，大きな苦悩をもたらし維持するのに十分なほどになってしまっているのです．これらすべての理由から，不安はPNES治療の主要な標的の1つと考えられているのです．

物事がうまくいき始めたときに
どうしてPNESは悪くなることがあるのか？

　ネガティブな出来事がPNESを悪くするのであれば，幸せな出来事はその反対の結果をもたらすとあなたは考えるかもしれません．驚くべきことに常にそうとは限らないのです．それは，「よいストレス」という意味のある**ユーストレス**と呼ばれるものの影響によります．

　対象物（もしくはこの場合は人）に対して力が加わり，その力が目一杯加わるとストレスが生じて，時に限界まで達します．対人関係や出来事，経験が潜在的にネガティブ，害のあるものだったり，不幸や緊張や不安を引き起こすものの場合（職を失う，大切な人間関係が破綻する，しつこい借金の取り立てなど）に**ディストレス**は起こります．その力が十分になると人は病気になるか，もしくはPNESを起こすようになるのです．

　潜在的にはポジティブな人間関係や出来事，経験（例：昇進する，憧れの彼女とデートする，結婚する，子どもをもつ，など）によって力が加わるのですが，その心理的なプレッシャーやそれへの適応の必要性が生じるため，**ユーストレス**は起こり，結果として緊張や不安が生まれるのです．つまりは，物事がうまくいっていても非てんかん性の発作は起こりうるのです．

　不安は非自発的な感情の反応ですが，あなたは自分自身の考えや行動を変えることで，不安のループを乗り越えることができるのです．

■ループを乗り越える―不安の症状をコントロールする

　恐怖のためにやれなかったことを何とか実行し，成功した体験の記録を積み重ねることができたならば，誰でも恐怖に打ち克つことができると私は信じている．

　　　　　　　　　　　　　　　　　　　　　エレノア・ルーズベルト

思考や行動は自ら生命をもっているかのように思えるときもあるかもしれませんが，そんなことはありません！　現実には，思考や行動とはあなたが作り出したものなのです．つまり，あなたは別の思考や行動に置き換える選択をすることができるのです．そして，思考や行動を変化させると後に続く感情は自然に変化するのです．このようにして思考や行動を変化させることであなたの不安は和らぎ，落ち着いて安心して過ごせるようになるのです．あなたの考え方に注目してどのようにポジティブに変化させていくのか始めてみましょう．

思考を変化させる

あなたの頭のなかでは，小さなグッピーが池のなかをせわしなく動き回っているように，思考が出たり入ったり不必要に活性化されています．心というものはひと時たりともひとところに留まっていないのは誰の目にも明らかです．まずはあなたの頭のなかを「空っぽ」にしてみましょう．1分間はまったく何も考えてはいけないと自分に言い聞かせてみてください．できましたか？　ほとんどの場合は，あなたの努力にもかかわらず色々な考えが浮かんでくるでしょう（「パンを買うのを忘れた」「あの音はなんだろう？」「いつまでこれをやっているのだろうか」などなど）．

もしあなたが不安な考えをもっているとすれば，自動的に発生する思考の多くは，**心配な言葉**になるでしょう．不安な人々は自分自身や生活や将来について考えるときにしばしば使う言葉があります．そのような考えを支持する根拠は実際にはほとんどないにもかかわらず，このような言葉や思考はとてもパワフルなのです．なぜならば，あなたがそれと気づかないままに，心配な思考や言葉はあなたを支配してしまうからです．しかしながら，あなたがそれらの思考や言葉に目を向けて理論的にそれらを徐々にほぐし始めれば，その多くは簡単に消えていくでしょう．

●不安を呼び起こす言葉に気づくようになる

あなたを不安にしてしまうような言葉は次の4つ（極端な言葉，全か無かの言葉，判断・レッテルを貼るような言葉，被害的な言葉）に分か

れます．

- **極端な言葉**：極端にネガティブな意味をもつ言葉のことです．例えば，この朝に上司に渡したレポートの中で小さなミスをしていたのに気づいたと想像してみてください．「どうしてこんな**ひどい**ことをしてしまったのだろう？　私のキャリアも**終わり**だわ！」のように，極端な言葉や思考をもつかもしれません．

　不安をコントロールするには不必要に苦悩するのを避けるのが大事です．実際には存在していない破局などを作らないでください．将来起こってくる問題はそれが現実になったとき取り掛かればよいのです，あらかじめ取り掛からなくてもよいのです．

  ○ 極端な言葉

　しばしば使われ，現実的に取り換えられるべき極端な言葉の短いリストを以下に示します．これらの言葉や思考が，問題解決に役立っているのかそれとも単に不安を増しているのかよく考えてみましょう．

  ・災難
  ・完璧
  ・決して，絶対に
  ・不可能
  ・失敗

  ○ 極端な言葉を取り換える

　自分の失敗を「ひどい」と決めつけて，自分のキャリアが終わったと直ちに予知するのではなく，より理論的な考え方としては「この朝は本当に忙しくて，レポートを繰り返して読むことができなったからに違いない．このことについて上司にすぐに伝えて，修正すればよい．これからは時間に余裕をもつべきというよい教訓になったわ」などがあるかもしれません．

　先に述べた極端な言葉を取り換えることのできるものを載せておきます．言葉を変えてみるとどのように感じるのが変わるのかチェックしてみましょう．

  ・災難→問題

- 完璧→ほどほどでよい
  - 決して，絶対に→時々
  - 不可能→困難だがやりがいのある
  - 失敗→期待していた以下
- **全か無かの言葉**：これらは連続した概念のそれぞれ正反対に位置して，その途中には何も存在しないようなものです．両極端の間に広がるグレーゾーンに気づかずに，偽りのジレンマを生み出してしまうような誇張や絶対的なものなのです．例えば，試験の直前になって「この試験は絶対にうまく**いかない**．私は**いつも**失敗ばかりしているもの，今回も例外ではないわ」などと考えたとしましょう．

  人生は明快なことは少なく，あなたが信じこんでしまっている「全か無かの言葉」のように手際よく展開するものではありません．さらに悪いことに「全か無かの言葉」は，「よくても悪くても」，「太っていても痩せていても」，「正しくても間違っていても」といったふうに成功の程度を変化させるのを許さないので，頭のなかで失敗するようセットアップしてしまうのです．このように考えてしまうと，すべては不可能のように思えてしまうのです．

  ○ 全か無かの言葉

  不正確な論理の流れからしばしば現れる，全か無かの言葉の簡単なリストを以下に示します．**本当に**全か無かの状況なのでしょうか？　条件や歩み寄りの余地はないのでしょうか？　と自問自答してみてください．このような言葉はあなたが成功するのにどれだけ役立ちましたか？　あなたを不安にさせているのではないですか？
  - 完璧/失敗
  - 勝者/敗者
  - 正しい/間違っている
  - 美しい/醜い
  - いつも/決して
  - よい/悪い
  - 天才/まぬけ

○ 全か無かの言葉を取り換える

　極端に走らずに，黒と白の間にも多くの濃淡のレベルがあるのを認識しましょう．「この試験は絶対にうまくやれない」のではなく，「やれるだけやってみよう」と言ってみるほうがより生産的です．「いつも失敗ばかり…」ではなく「この試験のために本当に一生懸命勉強した．過去の試験の失敗ではなく，今は自分の答えに集中する必要がある」と言ってみるとよいのです．

　簡単にいえば，まったくもって完璧だったり完全な失敗のような人も状況も存在しないのを心に留めておくことです．人生の多くはこの両極端の間に位置することがほとんどなのです．

- 判断・レッテルを貼るような言葉：あなた自身についての，時には誹謗中傷も含まれるような，厳しい判断の言葉があります．例えば，友人宅のプールパーティーに参加する準備が整い，水着を身に着けたところとしましょう．鏡を見てみると，最近太ったのに気づきました．あなたは「まるで**豚**のようだわ！　誰にもこんな姿をみられたくない．友達に**太っていてだらしない**と思われるよりも家に帰った方がいいわ」と思ってしまうことでしょう．

　自分自身に対して厳しく判断してしまうのは，何かをしようとするときに動機づけるやり方としてはよろしくありません．実際にはその逆の効果しかありません．不安や抑うつを強めて，あなたはポジティブなことはなにもできないと思わせてしまうのです．そして，そのようなきつい判断というものが容易に現実になってしまうのです．以上の例のように，プールに行かずに家にいればいるほど，体重を減らすことはできなくなってしまうのです．

○ 判断・レッテルを貼るような言葉

　判断・レッテルを貼るような言葉の簡単なリストを以下に示します．これらはあなたの役に立っているでしょうか？　それともより不安にして気分を沈めてしまっているでしょうか？

・まぬけ

・デブ

・愚か
・不人気
・無価値
・弱い
・遅い
・愛されていない

　レッテルを貼るのはそれが内側からか外側からか，いずれにせよ，自分のイメージや自尊心に大きな影響を与えてしまいます．そしてあなたの不安のレベルを高くしてしまうのです．

◦判断・レッテルを貼るような言葉を取り換える

　特にネガティブな意味で自分自身を評価してしまうと，このような想定は現実のものになってしまいます．例えば，自分自身を「失敗」と呼んでしまうと，失敗するようになってしまいます．あなたは価値がない，無能，友人がいない，醜いと自分自身に言ってしまったら，たとえ現実にはそうでなくても，そのようなレッテル貼りが結局は現実なものになってしまいます．ですので，自分自身に対してどのように何を伝えるのかには気をつけたほうがよいのです．

　先に述べた水着の話だったら，「豚」や「太っていてだらしない」とレッテルを貼るのではなく，「ちょっと食べすぎてしまったみたいね．よし，これで目が覚めたわ．今日は大事な決断をしましょう．今日は少なくとも 10 周は泳いで食べ過ぎないようにしよう．そして明日からは運動を日課にしよう」と自分に言い聞かせてみてはいかがでしょうか？

• **被害的な言葉**：これらの言葉は，人生の困難に対処していくことのできるあなたの能力を低く評価してしまうものです．例えば，この 3 年間あなたは給料が上がっておらず，上司のところに行って自分の意見を言おうとするまさにそのときとします．あなたは自分に対して「この件は上司には話すことが**できない**．自分自身について説明することなんて**不可能**だし，彼は私に耳を傾けてくれない」と言ってしまいます．

あなたが自分を被害者だとか弱い人間と評価したら，あなたはその状況を受け入れて受動的になってしまいます．あなたはその状況のなかで何とかして生き延びていますが，うまくやっていけていないだけです．あなたはあきらめて事態がポジティブに変化するのを困難にしているだけなのです．

◦ 被害的な言葉

被害的な言葉や言い方の簡単なリストをここに示します．本当にこの言葉や言い方は今の状況をポジティブなものにするのに役立っているのか，もう一度自分自身で振り返ってみてください．このような言葉はあなたをより不安にして不安定にするものではないでしょうか？

・できない
・不可能
・弱っている
・負け犬
・欲しいものを決して手に入れたことはない
・永遠に身動きがとれない
・よくないことが起こるだろう

◦ 被害的な言葉を取り換える

「上司に言えない」とか「自分のことを説明することなんてできない」などと言う代わりに，これからの行動プランと言うべきことをまとめてみて，「どうして給料を上げて欲しいと主張するかいくつかの理由を書き出してみて，最初は友人と練習をしてみてから上司に話してみたらはっきりと言えるわ」などと言い聞かせてみるのはいかがでしょうか？

あなたが成し遂げたいと思っている結末をしっかりと明確にして，その理想像を確かなものにするような言葉を使ってみましょう．マハトマ・ガンジーの言葉を引用すると，あなたの考えはあなたの言葉になり，あなたの言葉はあなたの行動になり，あなたの行動は習慣になります．ですので，自分自身に対してポジティブな会話を続けましょう．

◉あなたを不安にしてしまう言葉の跡を追う

　あなたの言葉や考えはそれ自身が自ら生命をもっているかのように見えるかもしれませんが，それには理由があります．なぜなら不安にするような言葉やネガティブな思考は私達の意識に出たり入ったりしていることに多くの人は気づいていないからです．しかし，本当はそのような言葉や思考はあなたに付随しているものなのです．ですので，不安な言葉やストレスフルな考えをコントロールするために，あなたの頭のなかに次から次へと出てくるおしゃべりに注意をすることから始めてみましょう．特にあなたがストレスを感じているときにこのような思考の跡を追うことから始めましょう．

　小さなノートを持ち歩いて，あなたがストレスを感じたときに頭のなかに入り込んでくる言葉や思考をメモしてみましょう．それらのなかには先ほど述べたカテゴリーにフィットするものはありませんでしょうか？

　極端な言葉や「全か無か」の言葉が浮かび上がってきませんか？　判断やレッテルを貼るような言葉や被害的な言葉はどうでしょうか？

　不安にするような言葉や思考を見つけたら，さあ，挑戦してみましょう！　出来事を解釈する方法は本当にたくさんあります．すなわち，不安な言葉や考えは単に1つの方法にしかすぎないのです．あなたはそれを止めて，論理的な方法でその跡を追うことができます．例えば，自分自身に尋ねてみてください．あなたが想像しているようなひどいことが実際に起きたとしたら，それは実際にはどの程度ひどいことなのでしょうか？　過去にこのようなことは何回起きたのでしょうか？　本当にこれはそんなに重要なのでしょうか？　これはこの先もずっと重要なことなのでしょうか？　起こりうる一番最悪のことは何でしょうか？　このような吟味をすると不安な言葉や考えは太刀打ちできませんので，チャンスなのです．

　次に，そのような言葉や思考をポジティブなもの，もしくは少なくとも感情をかきたてるのが減るようなものに変えることにトライしてみましょう．あなたの感情が変わるのと同様に新しい解決法や行動の方法が

明らかとなるのがわかるでしょう．

簡単にいえば，その状況に関するあなたの考え方やそれを描写する際のあなたの使う言葉によって，不安のレベルや自分自身に対する感情は変わってくるのです．それらはあなたの問題解決の努力に対して良きにつけ悪しきにつけ影響を与えるのです．あなたは自分の言葉や考えを**選択する**ことができるのを忘れないでください．つまり，それはあなたが感じる不安を減らすパワーはあなたの手のなかにあるということなのです．

▰行動を変える

行動を変えることで，不安のループを台なしにすることだってできます．あなたが変えることができる行動の変化のなかで最も重要な2つは，生活をシンプルにすることとあなたが恐れていることに直面することです．

◉生活をシンプルにする

疑う余地のないことですが，あなたは家でも，仕事でも，学校でも，社会的環境においてもすべてにおいて活動的に過ごすよう求められています．われわれの社会においてはマルチタスクがはびこっているのです．われわれの大部分は，携帯電話やその他の電子機器やソーシャルメディアなどでほとんどいつも誰かと連絡をとることができます．このような状況はより便利で生産的になると考えがちですが，実際には精神的にも身体的にも疲弊させ非効率的なものにさせてしまいます．不安を和らげるためにまず最初に始める大事なことはあなたの忙しい毎日をシンプルにすることなのです．優先順位をつけて，一度に1つのことに集中して，乱雑なものは処分して，今よりもたくさん「No」と言って，他の人に助けてもらうことでそれを実践できます．

- **優先順位をつける**：今日，あなたが本当にやらないと**いけない**ことに焦点を合わせて，リストを作ることから始めましょう．立て続けにあなたの頭のなかに跳ね上がってくる，やらなくてはいけないことをまとめて，1つの場所に一緒に並べることができるので，リストを作る

のはよいやり方です．次に重要な順にアレンジしていきます．さあ，あなたが今日仕上げてしまいたいと考えているなかで待たせても大丈夫と思うもので，2番目のリストを作ってください．もし必要ならば，同じように重要度に応じてランクづけすることもできます．終わったら，1番目と2番目の2つのリストを見てみましょう．誰か他の人に任せたり単純に削ってしまえるようなものはないでしょうか？　あなたがリストを少なくして1番目のリストのみに集中して取り組めば，今日中にしなければならないことが仕上がるのです．

- **1つのことに集中する**：あなたのリストの一番最初の活動に照準を合わせましょう．そのことにしっかりと集中してしっかりと関わるのです．この活動に取り掛かっているときには電話にも出ず，Eメールや留守番電話もチェックせず，ランチも食べず，他には何もしてはいけません．他の活動に関する考えが頭のなかに浮かんできたり，他の要求が生じてきたとしても，それらはおそらくすでにリストに載っていることなのです．いつかはそれらをやると自分に言い聞かせてください．もしそれらがリストに載っていなかったら，リストに加えて現在の活動に専念しましょう．**短時間，集中し続ける**というのは本当に大事なのです．あなたは実際に重要な仕事を完全に終わらせるようになる機会が増えて，その結果，あなたの不安は減ることでしょう．

- **乱雑なものを処分する**：あなたの生活をシンプルにするためのとても基本的で具体的な方法は，家や部屋やオフィスの乱雑さや混沌に立ち向かうことなのです．散らかった環境で生活したり働いていると，心はかき乱され，不安定な気持ちになってしまいます．それはあなたの頭のなかで起こっている大混乱のしるしなのかもしれません．ただ，環境を整えるだけで，気持ちを落ち着かせ，あなたの思考に安定的に働き，不安のレベルが減るのです．あなたの日々の生活で起こっていることをすべてまとめる時間なんてないと思うかもしれません．しかし，時間は作るものです．乱雑なものを処分するのはあなたの環境だけでなくあなたの考えもクリアにします．そしてその両者によってあなたはより効率的になることができます．そしてもちろん，その結

果，ストレスのレベルは減るのです．

- **「No」ともっと言ってみる**：もしあなたが不安に関する問題を抱えているのならば，あなたは自分自身が正しいと受け入れられずに，自分を表現したり他人の要求に対して「No」と言うことが困難になっていることでしょう（第4章参照）．自分自身をよりダイレクトに表現して自分は何がしたくて何がしたくないのかをはっきりさせるのは大事なことです．反射運動のようにこのようなこと（ただ，他人の視線を気にして，彼女の要求を理解したと説明するが，実際には簡単にはそれをやってあげることはできない）をすることはないのです．もし必要ならば，簡潔な理由をつけられます．さもなければ，不可能だと言ってしまいます．あなたは「No」という権利をもっていますし，誰もあなたを説きふせてはいけないのです．かなり多数のPNESの患者は自分の限界を認識することができずに，すでに大きな重荷になっているのに気づかないままに新たな挑戦や責任を抱えようとする傾向があります．このような傾向の人には「後で連絡する」というこの一文が有効なことがあります．この言葉は，現在の要求が現実的に可能なのかをよく考えるための緩衝材となる時間として作用するのです．

- **他の人に助けてもらう**：不安な人々は，しばしば，この仕事をできるのは自分しかいないと思って，他の人が同じように仕事ができるとは信じることができません．このことは時には真実かもしれませんが，もしあなたが絶えずすべてを自分でやらないといけないと感じているのであれば，あなたは重責を背負い過ぎています．特にPNESという重圧があるときには，不安が増すだけです．もっと他の人に任せるのです．すなわち，子どもたちに雑用を手伝ってもらったり，夫に買い物を頼んだり，今年の大型連休の夕食のホストは他の人に任せてみたらよいのです．他にもいくらか助けが必要と考えるかもしれません．例えば，家をきれいにする役割や庭の手入れをする役割など．あなたの重荷が少しずつ減っていくと，不安は減少して，あなた自身のために続けたい仕事においてよい結果が生まれるでしょう．

Chapter 5　不安をコントロールする

●恐れていることに直面する

　不安は避けることで大きくなるのです．すなわち，あなたが恐れているものから距離をとればとるほど，あなたの感じる不安は大きなものになっていきます．本来は，ある種の恐怖はよい作用があって，生存していくために必要なものでした．しかし，非現実的で，不健康に大きくなってしまった恐怖は，私の症例のアナのように直面しないといけないのです（この過程では感情的な反応が激しいかもしれないので，治療者の助けが必要なことに注意してください）．

　アナは3歳から16歳までの間に数人の男性の親類に性的な虐待を受けていました．彼女は結婚していつか子どもをもちたいと夢見ていたましたが，男性が道を尋ねて来たりバスで隣に座っただけで激しい恐怖や怒りを感じてしまうのでした．彼女の自然な反応としてすべての男性から距離をとるようになり，一時的には不安や怒りはおさまりました．しかし，このような行動はまた彼女の不安を続けてしまい，潜在下にある怒りや不幸は生き続けるのでした．そして明らかなことですが，この問題が解決されないままでは，彼女は決して結婚できず，子どもをもつこともできないのです．

　治療者はアナのような患者とのワークをオフィスのなかで，不安について話すことから始めます．それが誘発されたのがいつなのかを明らかにするのを助けて，過去にどのようにして彼女がうまく扱ってきたかについて学習していきます．このようにして，治療者はとても有効な情報を集めて，安全な環境下でアナは恐怖に直面するプロセスを始めるのです．ただ単純に自分の恐怖に関して話すことから，アナは直面し始めるのです．次に，治療者のやり方にもよりますが，アナは治療者の事務所のなかで男の人の写真を見たり，待合室やバスやカフェテリアで男性の隣に座ったりして，徐々に回避していた行動に挑んでいくのです．治療者は彼女が安全なエクササイズを選択するのを注意深く助けて，不安が正常なレベルに下がるまで調整してくれます．

もちろん，段階的な方法ではあなたが恐れていることに直面できないときもあります．なぜならば，例えば，もしかしたら愛する人を失う，とか火事になるかもしれないという恐怖など，それらが実態のないものだったり，まったくもって頭のなかの出来事かもしれないからです．このようなケースでは，イベントを想像することで不安に「直面」することができます．このようなやり方はピンとこないかもしれません．心配を回避する努力の代わりに，実際にはあなたは心配するようにしているのです．本当に最悪な結末を考えてみるのが最も極端なアプローチです．ひょっとしたら起こりうるだけ，恐怖を大きく強調してみて，それに集中してみるのです．起こりうる最悪な恐怖により近づけば近づくほど，物事をしっかりとみることができます．驚くべきことに，非現実的な恐怖に頭のなかで直面すると，それらは消滅する傾向があります．

　例えば，24歳のジェイミーは遅刻して重要な仕事を仕上げるのを忘れてしまったため，2年前から職を失っています．彼女は最近何とか新しい仕事をみつけましたが，絶えず，またクビになるのではという恐怖とともに生きています．そして，彼女はとても不安が強いため，普段よりも多く失敗をしてしまうのでした．そしてまた，最近になって時々うまく言葉が出なかったり手が震えてしまって，治療にやってきたのでした．彼女の状況を明確にしたのち，治療者は彼女が考えている最悪のシナリオを視覚化して彼女の恐怖と直面化する手助けをすることを決めました．ジェイミーはそれに従って，彼女が仕事で何か大事なことを忘れてしまい，彼女の上司は怒って，それを見た同僚たちが周りを取り囲んで笑い続け，自分が荷物をまとめて出ていくのを想像しました．彼女は，デスクを空にして，荷物を段ボールにまとめて車に運び，建物から離れるまでに彼女に投げつけられる汚い言葉などの細かいところまでイメージできるかもしれません．より詳細に視覚化できればできるほどよいのです．なぜならば，ジェイミーが抱えている，語られることのない恐怖に光を与えるからです．彼女は自分の抱えている恐怖はまったくもって非現実的だと気づき，根拠のない恐怖と現実的な恐怖の違いがわかるのに役立ちます．ジェイミーはこのような状況でいくつかのユーモ

Chapter 5 不安をコントロールする

アをみつけることができるかもしれません，そしてそれは素晴らしいことなのです．

　もっとも悪夢のようなシナリオを詳細に視覚化することが不安を弱めるだけでなく，取り去ってしまうことに驚きを感じるかもしれません．しかし，このような「曝露法」はよく知られておりしばしば効果的なのです．このエクササイズやこの章で述べた他の方法を自分自身でもやってみたいと思うかもしれませんが，もし不安のレベルが高まってしまったら，一度中止してプロの治療者の助けを必要とするというのは忘れないようにしてください．

■ 不安を減らして PNES をコントロールする

　あなたの考えや行動は，あなたの感情にとても大きな影響を与えます．ただ，ある種の考えをしてしまったり，自己対話のなかである種の言葉を使うことで不安の感情は高まり，その結果容易に PNES のエピソードが引き起こされます．あなたの行動も，特に混沌としていて，負担も多く，一度に多くのことをこなさなくてはいけないような生活を送っている場合や日常的に自分の恐怖に直面するのを避けているような場合には，不安のレベルも増していきます．しかし，あなたの考えのなかから「不安にさせるような言葉」を取り除いて，日常生活をシンプルなものにし，あなたが最も恐れていることに直面することによって，「不安のループ」を踏み越えることができて，より落ち着いて自信を取り戻し，この先の PNES エピソードの類を減らすことができるのです．思考や行動のこのような重要な変化を起こすのは，自然に幸福や自己コントロールの感覚を強めて，精神的にも身体的にも健康になるのです．

■ エクササイズ 3：自律訓練法

　自律とは「自ら作り出す」という意味で，それを冠した自律訓練法は 80 年以上前に精神科医のシュルツによって開発された自己催眠法の一種です．自律訓練法では，言語化を続けて身体や感情をリラックスした状態にします．つまり，あなたの考えがいかにして身体感覚や感情をコ

99

ントロールするのかを明確にするよい例なのです．自律訓練法ではあなたの不安をすぐに減らすことができます．自律訓練法はとても強力なテクニックで，PNESにおいても利点があるので，私たちのPNES治療プログラムでは，早くからこのテクニックを教えていて，現在も定期的に実践しています．

　自律訓練法は快適な椅子に座るか，寝そべるかして，実行することができます．まず最初に数回長い呼吸をしてみて目を閉じます．そして右手に集中してみてください．手がどんな感じなのか集中してください．温かいですか？　それとも冷たい？　固くなっている？　リラックスしている？

　完全に手をリラックスさせてみます．そして静かに落ち着いて次の文を自分自身に言い聞かせるよう続けてみてください．「私の右手は重い…とても重い…だんだん重くなる…重くなる…重くなる」と．手の重さが増えるのを感じてください．あなたの手は重力に従って肘掛けや地面に沈んでしまうかのように感じるかもしれません．その感覚のままでいてください．「右手はとても重たくなって持ち上げられないぐらいだ」と自分に対して言ってみてください．どのような感覚か注意を払ってください．

　次に，右腕に心の目を移して，すっかりリラックスして右手に対してやったのと同じ過程を実践してください．

　「右腕は重たい…だんだん重くなる…重くなる…重くなる」．腕の重さが増えるのを感じてその感覚のままでいて，「私の右腕はとても重たくなってリラックスしていて自分では持ち上げられないほどだ」と言い聞かせてみるのです．

　手と腕に感じている重たい感覚を融合させて，「手と腕はとても重たい，とても温かくてリラックスしている」と言い聞かせてみてください．どのような緊張であれ，指先から床下にこぼれ落ちるような感覚を感じて，右手と右腕全体がすっかりリラックスしているのを感じるでしょう．

　重たくリラックスした感じになっている右手と右腕から離れて今度は

Chapter 5　不安をコントロールする

左手に注意を集中しましょう．同じやり方で，だんだんと左手から左腕に行って，次に左手と左腕の感覚を融合してください．

　両方の手と腕が重たく，リラックスしたら，次は右の足首から先に集中して，その次は右脚を同じようにして，次に同じ要領で左側の脚にも行います．

　さあ，次はお尻に注意を集めてすっかりリラックスしましょう．「お尻がだんだんと重たい…リラックスしている．とても柔らかいフカフカの雲の上に座っているようにお尻がだんだんと椅子に沈んでいく」と言い聞かせてください．お尻が椅子の中に沈んでいったり，体が床の中に落ち込んでいくのを感じてください．

　これらのステップをすべて終わったら，背中であれ首であれ胸であれ頭であれ顔であれ，あなたの体のどこでも心の目で自由に集中してみてください．どの場所でもすっかりリラックスしていてとても重たいと感じることでしょう．全体のエクササイズを最後までやるには30分以上かかります．

　体をすっかりリラックスすることができたら，この温かく重たい感覚を楽しんでみてください．あなたが心に描くことのできる最も心地よい状況のなかであなたがリラックスしているのをよくイメージしておいてください．温かい浴槽のなか，草地に寝転んで太陽を浴びている，穏やかな波の音を聞きながら暖かい太陽と心地よい風を感じながら浜辺で横たわっているようなものかもしれません．できるだけ長くこのリラックスした状態でいましょう．

　そして静かに指先や足先をぴくぴく動かしてみましょう．手や手首を曲げてみて，腕，脚，肩もゆっくりと動かしてみるのです．そしてゆっくりと目を開けてみましょう．深呼吸をして緊張や不安からは無縁のこの感覚を味わってください．この感覚はいつでもあなたが手にすることができるのです．すなわち，立ち止まって，深い呼吸をしてエクササイズを始めればよい，たったそれだけのことです．

Chapter **6**

うつの陰から抜け出る / ポジティブ心理学

Emerging from the shadows of depression/Positive Psychology

決してあきらめるな．まだ終わっていない，新しく始まっただけだ．

作者不明

◆ ◆ ◆

アルバはゆっくりとした足取りで私のオフィスに入ってきました．椅子にドスンと座り，床を眺めていました．彼女は，私は悲しいと言って，泣き出しました．彼女はほとんどの日常活動が送れなくなったと話し，自分自身のことを，こんなにも弱ってしまったのはPNESのせいだと自己批判的な言い方で話すのでした．彼女は子どもの頃に弟に言ってしまった些細なことを特に気に病んでいました．彼女はよく眠れず，また汗を止めることができず，この3か月で25ポンド（約11.3 kg）も体重が増えたと述べました．私が彼女に自殺念慮を尋ねると，彼女は過去にそう思ったが，宗教上の理由と彼女の母親への影響を考えて，決して実行はしなかったと答えました．彼女は明らかに大うつ病で大いに苦しんでいました．

抑うつ（失望，無力感，憂うつな感じ）は，ラテン語の「抑圧された」という意味のdeprimereから由来しています．あなたが抑うつになったとき，あなたは何か重たいものがあなたを押し潰し，それを持ち上げる

103

ことができないと感じるでしょう．人生の困難や挫折，特に愛する人の死や，失職などの急な出来事に反応して起こる悲しみは，全く正常で自然なものですが，うつは違います．「落ち込んだ」気分は時間が解決してくれるでしょう．特に，あなたが時間とともに考えて，立ち直った後には，気持ちを解消することができるでしょう．時々，セラピストのところに行って数セッションやってみるのもよいかもしれないですし，必要なこともあるでしょう．そしてすぐにもとの正常な気分に戻るでしょう．

しかし，「低い」自尊感情が，通常よりも強烈で長く続くようなときには何が起きているのでしょうか？　それとも明確な理由が見当たらないだけなのでしょうか？　問題が，**大うつ病性障害**と呼ばれる深刻な障害になると，あなたの生活の質は公的にも私的にも損なわれ，長く続き，不必要な痛みをあなたや愛する人にも与えるようになります．うつ病はPNESでは珍しくない合併症で，もっともなことですが，病状をさらにひどくさせます．つまり，あなたがもしPNESならば，それによって制限されることからあなたは抑うつ的になりやすく，そして日常生活に影響を与えます．今度は逆にうつ病はあなたを不幸な気分にして無力感やお手上げ感を強めてPNESを悪くします．大うつ病性障害では専門家の治療は当然必要で，早期の治療がよい結果を生みます．

■どうやって，自分の抑うつ気分が深刻か知るのか？

気持ちが沈んだときにはおそらくそれには気づくでしょう．しかし，それはうつ病で本当に問題だということはできないかもしれません．以下は大うつ病性障害の症状のチェックリストになります．

- 悲哀感が続く
- 前は楽しめたものが楽しめない
- 涙もろくなる
- 罪悪感
- 無価値感
- 無力感

- 自己嫌悪
- 睡眠の変化(不眠症もしくは過眠症)
- 食欲の変化(食欲低下もしくは過食)
- 疲労
- 身体的愁訴(持続する頭痛,体の痛み,腹部のけいれん,消化器症状)
- 集中困難や決定困難
- 自殺念慮

　もしこれらの症状が2週間以上続いていて,あなたの日常生活(仕事,家事やセルフケア)に大きな影響を与えているのであれば,あなたは大うつ病性障害にかかっているのかもしれません.これは,とても深刻な精神的な状態で,PNESにも悪い影響を与えますので,あなたはすぐにでもメンタルヘルスの専門家に診てもらわなくてはなりません.

他の種類のうつ病

　大うつ病性障害のほかにも,PNESに影響を与えうるうつ病障害には種類や下位カテゴリーがあって,その中でもよく知られている2つが,気分変調症と双極性障害です.以下に述べる症状のリストのなかで思い当たるところがあれば,その時にはメンタルヘルスの専門家を受診して正しく評価してもらうのがよいでしょう.

気分変調症:気分変調症の患者も抑うつ的になります.憂うつな感情が少なくとも2年間ほとんど毎日のように感じられますが,抑うつがいつから始まったのかを正確に特定するのは難しいです.患者に染み込んだ,暗く,悲観的な物の見方は生活のすべての面で好ましくない影響を与えます.大うつ病性障害に比べて症状は極端ではないかもしれませんが,気分変調症は慢性的で不健康なものには変わりありません.

双極性障害(Ⅰ型):双極性障害は躁状態(「ハイな状態」)からうつ状態(「ローな状態」)まで気分が周期的に変化するのが特徴です.躁状態では,通常とは異なる気分の高揚を認め,異常で生活を破綻さ

せるような行動を伴います．初期ではエネルギーが増して創造性や生産性が上がり，とてもポジティブな感情に包まれます．しかし，症状が進展すると，患者はイライラし，眠れなくなり何日も起きて過ごすようになってしまいます．考えが次々と湧いてきてしまって(観念奔逸)，向こうみずな行為(性的乱交やどんちゃん騒ぎ)，自己評価が大きくなり，「私の発明が世界を救う」「町中の食料を買い占めてやる」のような誇大的な妄想や思考をもつようになります．

躁状態の後に避けられないうつ状態では，大うつ病性障害と同じように，憂うつ気分の遷延・エネルギーの低下・食欲や睡眠の変化・自己嫌悪や集中困難などの症状が出現します．気分の上下の波はきつい経験になります．

疑いようのないことですが PNES に合併して抑うつ症状が1つでもあるのならば，事態は複雑なものになりますので，よりメンタルヘルスの専門家の治療が必要になってきます．

■何がうつ病の原因で，どのような人にリスクがあるのか？

米国の成人では，10人に1人がうつ病を経験し[10]，重篤で長時間持続する大うつ病性障害は約6.7％が経験する[11]と報告されています．そしておそらく報告されていない多くの症例や未治療のままの人々も多数いると思われます．うつ病は最初のエピソードは大抵若いとき(10～30代)に起こり，平均32歳で診断されます[12]．男性に比べて特に女性はリスクが高く，一生涯においてうつ病を経験するのは70％多いとされて

---

10 Centers for Disease Control and Prevention website : "An Estimated 1 in 10 U.S. Adults Report Depression." http://www.cdc.gov/Features/dsDepression/ （Viewed 7/23/13.）
11 National Institute of Mental Health website : "What Is Depression?" http://www.nimh.nih.gov/health/topics depression/index.shtml （Viewed 7/23/13.）
12 上に同じ

います[13]．民族も重要な役割を果たします．すなわち，黒人やヒスパニック系，その他の非ヒスパニック系や多民族ではよりうつ病になりやすいです[14]．

■うつ病のリスクファクター

うつ病のリスクファクターとして遺伝的，身体的／環境的，心理的そして生物学的因子が影響しています．

遺伝的因子：大うつ病性障害は1親等以内だと発病率は高くなります．これはつまり，うつ病の家族歴があると自分自身もうつ病になる可能性が高くなるということです．大うつ病性障害とアルコール依存症には強い遺伝的な関連があると報告されています．

身体的／環境的因子：身体的トラウマ，重篤な病気，薬物などの物質乱用，虐待されたりするような生育環境はうつ病に影響し，共存症にもなりえます．心理的，身体的，性的な虐待は人生の後半のうつ病と強く関係していますし，物質乱用者の30％近くは臨床的にうつ病の状態です．大うつ病性障害は糖尿病や心疾患，関節炎などの慢性疾患と強く関係しているというのはよく知られているところです．

心理的因子：失敗や，近しい人の死，社会的孤立，心理的トラウマや内面の葛藤は大うつ病性障害に発展しやすいです．うつ病は，失職する，離婚するといったネガティブな出来事のみならず，昇進だとか大学卒業などのようなポジティブな出来事などの人生の大きなイベントによって誘発されることがあります．

生物学的因子：特定の物質や薬物によりうつ病が引き起こされることがあります（以下のコラムを参照してください）．

13　11に同じ
14　Centers for Disease Control and Prevention website："An Estimated 1 in 10 U.S. Adults Report Depression." http://www.cdc.gov/Features/dsDepression/ （Viewed 7/23/13.）

うつ病と関係しているかもしれない薬物

いくつかの物質(処方薬や娯楽のためのドラッグ)は気分を下げてうつ症状を引き起こします．そのようなものには以下のものが含まれます．

・アルコール
・抗てんかん薬(例：カルバマゼピン，ガバペンチン，トピラマート)(訳注：カルバマゼピン，ガバペンチンよりもむしろ，フェノバルビタール，ゾニサミドの方が抑うつと関係していると思われる)
・ベンゾジアゼピン系(例：アルプラゾラム，ジアゼパム，ロラゼパム，トリアゾラムなど)
・βブロッカー(例：メトプロロール，アテノロール，ラベタロール)
・コカイン
・ステロイド(例：プレドニゾロン，メチルプレドニゾロン)
・エストロゲン(プレマリン，経口避妊薬)
・オピオイド(例：メペリジン，プロポキシフェン，モルヒネ，ヘロイン)
・抗パーキンソン病治療薬(例：レボドパ，カルビドパ)
・HMG-CoA還元阻害薬(例：アトルバスタチン，ロスバスタチン，シンバスタチン)
・中枢刺激薬(例：メチルフェニデート，モダフィニル，メタンフェタミン)

もしあなたがこのような薬剤を使用していて気分が減退しているときには，主治医の先生にその薬の気分への影響の可能性を尋ねてみてください．ひょっとしたらあなたの主治医は抑うつ症状を出さない別の薬剤に変更してくれるかもしれません．もしあなたが現在，アルコールや娯楽のためのドラッグを使用しているのであれば，セラピストか主治医に正直に伝えてよく話し合ってください．

■うつ病と PNES

うつ病がPNESに併存することは長い間知られていたことでした。心理的トラウマや虐待はうつ病をとても起こしやすくします。つまり、PNESの患者がPTSDも抱えているときにはよりうつ病を併存することが多いのです。虐待やトラウマに関係した解決されていない怒りは、物事をネガティブにみたり、現状を無意味ととらえてしまって、有効な問題解決方法を実践することができないようになってしまいます。虐待やトラウマの既往がなくてもPNESの患者はPNES発症の前にうつ病を経験することがあるし、PNES発症に関連したストレスや心理的な援助の欠如から抑うつ的になりやすいのです。PNESのことを理解してくれている人はほとんどいないですし(メンタルヘルスの専門家や家族も含みます)、コントロール感の欠如や発作エピソードに関連したいくつかの制限により、抑うつ、無力感や失望がますます悪くなるのです。

■うつ病の治療

うつ病の治療には大きく2つの方法があります。すなわち、薬物療法と精神療法です。過去数十年ほどの間に、うつ病の薬物療法は驚くほどに進化し、実に数多くの(うつ病の治療の扉を開く)、薬による治療が可能となりました(実際、あまりにも多いのでそのなかから正しい薬剤選択をするのはなかなか大変なのです！)。精神療法もとても有効な治療法で、多くの研究では慢性の大うつ病性障害では、「併用療法」(薬物療法＋精神療法)は単独の治療よりもかなり有効と証明されています[15]。

併用療法はとても有効なので、この本では薬物療法と精神療法をともにとりあげます。しかしながら、多くの種類の精神療法は第2章で述べていますので、この章ではポジティブ心理学のみを注目して取り上げます。この治療モデルは1990年代に開発され、特にうつ病で有効なものです。

---

15 Arnow BA, Constantino MJ. Effectiveness of psychotherapy and combination treatment for chronic depression. *J Clin Psychol* 2003 ; 59(8) : 893-905.

薬物療法

　これはとても短い薬物療法の概略で，イントロダクションにすぎないことには注意してください．多くの抗うつ薬は気分の改善をゴールとして脳内の化学物質を変化させるように作用します．気分をコントロールする，神経伝達物質と呼ばれるさまざまな脳内化学物質が減少するのを遅くして効果を発揮します．気分のコントロールにおいて重要な神経伝達物質としてはセロトニン，ノルエピネフリン，ドパミンがありますが，うつ病の患者においてはこれらが脳内では枯渇していると考えられています．薬物療法の理論的根拠としては1つかそれ以上の神経伝達物質を増やして脳内の正常なバランスに戻し，それによってうつ病が回復すると考えられています．

　3つの神経伝達物質のなかではセロトニンが最も抗うつ作用の標的となっています．セロトニンの減少は，うつ病と関係しているだけでなく，無感情，不安，パニック障害，衝動制御困難，強迫性障害，過食症，不眠と関係しています．脳内のセロトニンの濃度を高めることはこれらすべての治療に有効なのです．しかしながら，効果は必ずしもすぐには出ないのです．すなわち，多くの人は抗うつ薬を開始して2〜6週間後に効果を感じることが多いのです．

抗うつ薬の種類

　抗うつ薬にはいくつかの種類があって，古いものもあれば新しいものもありますし，その効果は人によって異なります．あなたの友人や兄弟に効果があった薬があなたには全く効かないこともありうることなのです．つまり，あなたにとっての「正しい」抗うつ薬をみつけることは，いくつかのトライ・アンド・エラーが含まれることを意味しています．以下に3つの主要な抗うつ薬の概略を述べ，それぞれの利点と欠点を述べます．

三環系抗うつ薬

3つの環状構造から化学構造が成り立っているため三環系と呼ばれるこの薬は1950年代に開発されました．脳内のセロトニンとノルエピネフリンの吸収を強く阻害して，使用可能なこれらの神経伝達物質の濃度を高めることで作用します．しかし，三環系抗うつ薬はその他にもさまざまな神経伝達物質に影響を与えて，口渇，眠気，性機能障害，体重増加，尿閉，低血圧，動悸亢進，霧視など多くの副作用が起きます．このため，これらの薬剤を処方する医師はあまりいません．多くの医師は副作用の少ない新しい抗うつ薬のほうを好みます．しかし，いくつかの症例では他の抗うつ薬が効果がなかったときに三環系は効果を示すことがあるので，治療のオプションとしてはまだ健在なのです．

よく処方される三環系抗うつ薬

アミトリプチリン，デシプラミン（訳注：日本では販売中止），イミプラミン，ノルトリプチリン

選択的セロトニン再取り込み阻害薬（SSRI）

1980年代に最初に使用されたSSRI（selective serotonin reuptake inhibitors）は三環系同様に効果をもちながらも副作用は少ないという抗うつ薬のニーズを満たす薬剤になっています．三環系と同じようにSSRIもセロトニンの再取り込みを強く阻害しますが，SSRIはノルエピネフリンの再取込みをおだやかに阻害し，他の脳内の神経伝達物質には影響しません．結果として口渇や動悸亢進，血圧低下，尿閉などの副作用は起きません．簡単にいうと，多くのうつ病では三環系同様に効果があり，なおかつひどい副作用もないのが特徴になります．

よく処方されるSSRI

フルオキセチン（訳注：日本では未承認），フルボキサミン，パロキセチン，セルトラリン

> **セロトニン・ノルエピネフリン再取り込み阻害薬(SNRI)**
>
> SNRI(serotonin and norepinephrine reuptake inhibitors)は1990年代に発売され，SSRIの効果がないときに主として使用されます．三環系のようにSNRIはセロトニンとノルエピネフリンの両者の再取り込みを阻害しうつ病と不安の両方をやわらげます．しかし，その他の脳内の神経伝達物質には作用しないため三環系のような副作用は起きません．SNRIは鎮痛薬としての効果もあり，多くのうつ病の身体的な痛みを和らげます．
>
> **よく処方されるSNRI**
>
> ネファゾドン(訳注：日本では未承認)，ヴェンラファキシン(訳注：日本では開発中止)，(訳注：ミルナシプラン，デュロキセチンは日本で販売されている)

副作用がきつかったり気分が改善したときやもう必要ないと感じたときには抗うつ薬を中止することを考えることもできますが，必ず医師によく相談をしましょう．いくつかの抗うつ薬は徐々に漸減してく必要があり，急な減薬は重篤な問題が起こることがあります．

精神療法

精神療法(トークセラピー)はうつ病治療にとても有効な手段になりえます．うつ病以外にも，患者のストレスを減らし，新しい視点を与え，問題解決を示し，薬物療法の遵守(アドヒアランス)を手助け，新しい他者との効果的な交流の仕方などを促します．うつ病の精神療法には3つの主要なゴールがあります．

- **うつ病やその症状について教育する**：うつ病についてより知識を深めれば深めるほど，治療(精神療法と薬物療法)のコンプライアンスが上がり，自分の状況をコントロールできるような感覚が強くなります．そしてまた，将来に抑うつ症状が出現する際にはその兆候に気づけるようにもなるのです．

- **うつ病を誘発し促進しているものが何か説明し，それを変化させる**：環境的や心理的なうつ病のリスクファクターを特定することができたならば，より状況をよいものに変えられるようになります．同様に，あなたの考えや行動がうつ病をこじらせているのを理解できたのならば，あなたは気分を改善するためにポジティブに変化させることが可能になるのです．
- **対処方法を教える**：タスク志向の方法によって，あなたはストレスをよりうまく取り扱えるようになり，回避したり極端な心理的反応に頼らなくてすむようになります．他者からのポジティブなフィードバックは自尊心を強くし，あなたのうつの状態を改善します．

多くの症例では精神療法はうつ病の治療には効果的なのです．しかし，状況がより厳しいものになってくると，薬物治療を併用する必要が出てくるかもしれません．

ポジティブ心理学もしくは「幸せの心理学」

うつとは何かを定義する方法はそれが「何ではないか」から始めてみることです．つまりそれは幸福ではありません．そう考えると，どんなふうにすればあなたの人生がより幸せになるかを考えることは，うつに取り組む手助けにもなるはずです．しかし，幸せとは何でしょうか？「ポジティブな感情の優勢な状態」と定義する心理学者もいますが，もし本当ならば，ネガティブな感情に対するポジティブな感情の割合を増すことはあなたを幸せにしてうつを軽くすることになります．それが1990年代に心理学者のマーティン・セリグマンによって開発された，ポジティブ心理学の論理的な背景であり，人々が経験するポジティブな感情を増やすことによって，人生を幸せにして充実させることができるのです．心理学のいくつかは不調だとか異常な行動に焦点を合わせてしまっていますが，ポジティブ心理学は人々のストレングスに焦点を合わせて，人々がより幸せになる方法を教えています．

■さあ，選択です！

あなたが幸せなのは物事がうまくいっているからと周囲の人は考えるでしょう．しかし，研究によると幸せとはしばしば**双方向性**なのです．つまり，あなたが幸せと感じているから物事はうまくいっているのです．ですので，悲しいとかネガティブに考えているよりもそちらのほうがよいのです．だから，自分は幸せかのように歩いたり，話をしたり，ふるまってみてはいかがでしょうか？　物事がうまくいっていないときでもそれができますか？　うつ病を追いやってあなたの幸せを助けたり，少なくとも今より幸せにはならないでしょうか？　もちろん，あなたは正しいのです！

「でも，私の人生はこれまでもこれからもずっと苦しいものだろう．すべてがひどくお粗末なのにどうやって幸せになれるのだろうか？」とあなたは考えているかもしれません．もちろんあなたが憂うつな時期をやり過ごしている間にはその状況を楽しむことなのできないでしょう．ましてや，いくつかの困難な状況（ホームレスである，病気の終末期である，愛する人の死に直面している，など）では，単にポジティブになるだけでは解決できないしょう．それでも，ポジティブな見方はそのような状況においてもとても役に立つのです．そして，あなたが遺伝的にうつの傾向があって大いなる困難に直面していても，あなたが特定の活動を選択し，ある種のやり方で考えを組み立てることであなたの幸せの潜在能力は高まるのです．

マーティン・セリグマンは幸せに関する5つの鍵となる因子を述べています．彼は，あなたは以下のようなときに幸せを感じると言っています．

- 快適で楽しい経験をするとき
- 楽しく，やりがいのある物事に参加しているとき
- 達成可能なゴールを成し遂げるとき
- 自分の存在意義について感じるとき
- 他の人と結ばれていると感じるとき

もしあなたがこの5つを目標にして毎日そのなかのいくつかを実行で

きたのならば，あなたは自分の人生を幸せにするやり方がわかるようになります．

要点 幸せの大部分は**選択**なのです．

人生の幸せを見つけるために変えなくてはいけないただ1つのことがある．すなわち，自分が注意を集中しているものだ．

グレッグ・アンダーソン

あなたの幸せ指数を増やす10の方法

たとえ今あなたが悲観的な状況で，PNESとうつ病という重苦しい困難と格闘しているとしても，これらのシンプルなステップを踏んでいくことは，あなたを少しずつ正しい方向へと導いてくれます．幸せを増やして日常生活を楽しくする，たくさんの簡単な方法があります．以下の練習をよく考えてみてください．

1）楽しいことをするために少し寄り道する時間をスケジュールする

自分自身を大事にしているのならば，「私には価値があるし，自分自身が好きだ」というメッセージを自分自身に送ってみてください．そのメッセージを受け取ったら，爪を手入れしたり，面白い本を読んだり，温かいお風呂に入ったり，パズルをやってみたり気分をよくするようなアクティビティをやってみましょう．「余暇」の予定を作って，スケジュールに組み込みましょう．そして，それは歯を磨いたり，医師の診察をうけるのと同様に重要と思ってください．

2）少し背伸びをしてみる

目標を設定し，それを達成したらあなたの自尊心は自然に高まります．すごいチャレンジである必要はありません．少し背伸びをして結果がでるようなもので十分です．ちらかった机の上をきれいにする，初めてのヨガ教室に行ってみる，新しいコンピュータプログラムを習うなどのような挑戦で構いません．より楽しいアクティビティの類をやれるようにスケジュールを組み直してみてください．やりがいがあるのですが，**実現可能**なものにチャレンジしてみましょう（あなたには成功体験

が必要なのでこれは重要です)．そして，実行するのです．それに成功したときには達成感を大いに味わってください！

3) 日常生活のなかに意味を見いだす

われわれすべての生活・人生には意味があるのです．ロバート・ベーデン＝パウエルのモットー「この世を去るときは，あなたが生まれたときよりも世界がもっとよくなっているよう努力せよ」に従って，自分自身にもそうはたらきかけてみましょう．あなたの行うすべての親切な行為，あなたが成し遂げたことすべて，あなたの呼吸すべてがあなたの人生に意味をもたらしているのです．あなたがまだ読んでいない本，訪れていない場所，まだ会っていない人々が，アクティビティが，ほらあなたを待っているのです．あなたが地球上にいるのは束の間の短い時間なのですから，世界に飛び出して人生を始めましょう．それができたならば，後から意味はついてくるのですから．

4) 他者とつながる

ほとんどの人たちは誰かと一緒にいるときに溌剌となりますが，そのような他の人との交流がないと(精神的にも肉体的にも)容易に弱くなってしまいますし，死んでしまうこともあります．他の人との関係を強くすることの優先度を高めましょう．そして家族や友人と過ごす時間にエネルギーを注ぎ，支援してくれるグループやセラピストを見つけて，あなたの周りのソーシャルネットワークを利用してみましょう．人類の積極的な一員となりましょう．それはうつ病に対する大いなるアンチテーゼになるのです．

5) 親切な行動を実践する

人間は本来社会的な生き物ですから，他の人を助けることはあなた自身のモラルを大いに高めます．お店の店員に笑顔で挨拶してみましょう，道に迷っている人を助けてあげましょう，職場の同僚のプロジェクトを手助けしてみましょう，地域のボランティアをやってみましょう，非営利組織で働いてみましょう．たとえ理由がなくても，笑顔はあなたの気分をよくし，あなたの周りの人のポジティブな感覚を強めますし，周囲の人もポジティブなフィードバックをしてくれるかもしれません．

自分がしたことは最終的には自分に帰ってくるのです！

6) 小さなことで自分や他の人を責めたりしない

「1年たてば，これってどれだけ重要だろうか？」と自問することから始めてみましょう．軽蔑された後，何時間もあるいは何日も怒り続ける人がいます．しまいにはそのような人は何も得ずに，多くの不必要な痛みを感じるのみなのです．そしてここには別のアプローチがあるのです．他の人を「理解する」という新しい方法でその状況を考えなおしてみるのです．相手を許してやって，彼に不幸せを感じさせてしまったため，むしろ彼を憐れんでみましょう．それよりも重要なのは，あなたは何もしていないし「正しいこと」を言ったことに対して，あなたは**自分**を許してあげるべきなのです．人生はあまりにも短いので，あなたの時間や幸せを浪費するような無意味な時間を送ることはできないのです．他人のためよりも**自分自身**のために対して寛容であるべきなのを忘れないでください．それは苦痛な恨みの感情を消し去ることのできる，自分自身への贈り物なのです．

7) 人生を味わい楽しむ

スピードを落としてあなたの周りに注意を払ってみましょう．色々な大きさや形の楽しみがやってきます．口の中のチョコレートが融ける感じ，咲き誇るバラの香り，あなたの後ろの動物園のユキヒョウの吐息，顔に照り付ける太陽の輝きなどなど．ほんの少しの間立ち止まって人生の周りで起こっていることを本当に楽しんでください．

8) あなたがコントロールできないことがあるのを認める

あなたはいつも自分のやり方でできるとは限らないし，自分がコントロールできることとできないことを認識すればするほど，よりあなたの心は平穏なものになります．あなたが変えることができないものに対してイライラしたり，我慢したりしないでください．鳴らない目覚まし時計やキャンセルされた飛行機や運転中に割り込んできた人に対してどうして激しく怒ることができるでしょうか？　このようなことは変えることはできないのですから，それらに対してエネルギーを使うのは不毛なのです．深呼吸をしてそのままにしておいて，新しい問題の解決策を探

したり他の計画を立てたりしてみましょう．

9) ユーモアの感覚を身に付け，そしてそれを働かせる

　笑いは癒しであり，伝わっていくものであり人を元気にするものです．あなたの考えが陽気なものになります．笑っているときには自然と深呼吸をして，ゲラゲラ笑うほど肺は膨れ上がります．笑いは「すべてはうまくいっていて，私は幸せ」というパワフルなメッセージをあなた自身に送ります．できるだけ笑うのです．そうすればあなたはより楽しくなります．ユーモアな本や記事やエッセイを読んだり，シチュエーションコメディやスタンドアップコメディやアニメ映画をみたりすることで笑いを増やすことができます．幸運にもあなたの周りにそういう人がいるのならば，楽しい友人や家族との時間を過ごしてみましょう．

10) 不幸せで有害な人物を避ける

　抑うつ状態の人にとってネガティブな人は助けにはなりません．うつ病はそれ自体がすでに「ダウナー系」(意気消沈させる)の効果があるからです．家族や，あなたの生活で大きな役割を演じている人物がそういう人物だった場合にはこのことはそう簡単にはいかないかもしれません．しかし，あなた自身のためには可能な限り距離をとるべきです．うつがよくなってよりアサーティブになって自分の問題を別のやりかたで対処できるようになったら，そのような人との関係を再構成しその人に対してポジティブな影響を与えることもできるかもしれません．

　これら10のポイントはどのような治療法でもあなたを完全なものにします．これらについてセラピストと話してみるのは自由です．そしてよく考えてみて，このような「幸せを増やすもの」を毎日少なくとも1つは実践してみましょう．あなたが集中すべきことを確実にするためにカレンダーに書き込んでみるのもよいかもしれません．最終的にはこれらはあなたの第2の自然な習慣になって幸せの感覚が増し，うつを撃退することができるのです．

■自尊心：幸せを予測する重要なもの

　自尊心は，感情と結びついた，自分自身の価値に対する信念や判断の合計値です．低い自尊心は幸せにとって逆効果です．それは悲観的かつ抑うつ的になってしまう傾向があって PNES で苦しんでいる多くの人にとって問題となります．

　失敗や屈辱のようなネガティブな体験は自尊心を低め，成功のようなポジティブな経験は自尊心を高めます．人生を送るにあたってもしネガティブな経験がポジティブな経験よりもはるかに多い場合はあなたはより自尊心を低くするようになってしまうだろうし，逆もまたしかりです．しかし，あなたがネガティブな経験をたくさんしているからといって，あなたが必ずしも低い自尊心で悩まされるべきということではありません．あなたは自分の思考や行動を変えることによって自尊心も変えていけるということを忘れないでください．

あなたの自尊心は低いですか？

　あなたは気づかないまま，自尊心が低くなっているかもしれません！　一般的に，自尊心が低い人は以下のような特徴をもっています．

- とても自己批判的
- 他人からの批評にとても敏感
- たとえ批評的な意図でなくても，他人の反応や行動の中に批判的な意味をしばしば見出してしまう
- 自分自身よりも他人の肯定に重きをおく
- 自分が成し遂げたことと他の人が自分のことをこう考えていると思っていることによって好ましさを判断する

■自尊心を評価する

　あなたの自尊心に関して働きかける必要があるのかを決める前に，その自尊心がスペクトラムのどこに位置するのかを判断するのはとても役

に立つことです．あなたがこれを明らかにするのに役立つよう使用しているエクササイズをお示ししましょう．1枚の紙に，2つの欄を作って，1〜10番まで番号をつけましょう．1つの欄は，「ポジティブな個人的な特徴」にして，もう片方は「ネガティブな個人的な特徴」としてみましょう．さぁ，それぞれの欄の10の空欄に，あなたが最高だったり最低と思っていることを入れて埋めていきましょう．例えば，以下は私の患者のケイティというPNESに数年前から悩まされている患者の作った2つのリストで，彼女の自尊心はとても低いように思えていました．

ネガティブ	ポジティブ
太っている	親切
醜い	まつ毛が長い
髪型が変	
耳が大きい	
退屈	
賢くない	
技術がないので無職	
ボキャブラリーが乏しくて自分をうまく表現できない	
記憶力が悪い	
ファッションセンスがない	

　あなたの作ったリストに戻りましょう．2つの欄を埋めたら，これらの質問を自分にしてみましょう．

1. ポジティブやネガティブな特徴のどちらの欄を埋めるのにより時間がかかったのでしょうか？

2. どの欄がより現実的な事実を反映しているのでしょうか？

　典型的には，自尊心の低い人はネガティブな特徴は素早く埋めることができますが，ポジティブな特徴を思いつくには困難が伴います．時には10のポジティブな特徴を挙げることができません（ケイティのリストを見てもらうと，ネガティブな欄はすべて埋めているのに，ポジティブなものは2つしか書いていません！）．自尊心の低い人は，リストに挙げたポジティブな特徴は本物ではないと思ってしまうことでしょう．ケ

Chapter 6 うつの陰から抜け出る / ポジティブ心理学

イティの場合，彼女のポジティブな特徴はかなり誇張したものであり，欄を空にするのは嫌だったので載せたにすぎないと述べました．

このようにしてリストを作ることでいろいろなことが分かってきます．自分自身に対するネガティブな発言を見てみましょう．あなたは気づいていなくても，これらのような考えや行動はおそらくいつもあなたと一緒なので，これらは抑うつ的な影響を強くあなたに与えてしまいます．少し時間をとって，あなた自身に対するこれらの発言を読んだときにどのように感じたか自問してみましょう．確かにこれらはあなたを楽しい気分にするものではありません．さあ，ポジティブに物をとらえて，それらを見たときにどのように感じたでしょうか？　さらにポジティブな特徴を欄に加えることはできますか？

ヒント 子どもとしてどちらの特徴が自分自身で価値があると思いますか？　あなたの実績（学位だったり過去の仕事だったり）の中で，どちらが業績を強固なものにするのでしょうか？　これらをリストに付け加えてみましょう．自分自身を誉めて自身のストレングスに気づくことと，うぬぼれて自己誇大的になるのは同じことではありません．自分自身をよりポジティブにバランスよくみる見方で，自尊心を高めることができます．

次にあなたのネガティブなリストに戻りましょう．これらの供述はどこまで本当なのでしょうか？　これらのなかのいくつかは誇張でしょうか？　ケイティはこのリストを再検討したところ，これはとてもアンバランスで，ネガティブなものの話は大きくなっているのがわかりました．例えば，彼女は賢くない，ボキャブラリーが乏しい，記憶力が悪いなどは取り下げました．そのときにはすでに大学の学位をもっていていくつかのよい成績をおさめていたのに！　彼女は実際には見た目は素晴らしいのに自分自身を「太っている」「醜い」とリストに載せていました．ネガティブな物のなかのいくつかはケイティが小学校時代に経験したからかいからきていて，その他のものは彼女に批判的な父親からの影響のように思われました．もはや現実ではそうではなくなっても，これらの言葉は忘れられずそれにすっかり心を奪われていたのに気づいてケ

121

イティはとても驚いていました．

自己肯定化のアクティビティ

　誇張されたネガティブな自己陳述に気づくことができたら，それを克服し少なくとも中和させるよいやり方があります．自己肯定作用のあるいくつかのアクティビティにトライしてみてください．いくつかは表面的なものと思われるかもしれませんが，これらは現実的にはパワフルな効果をもっています．いくつかの例を示しましょう．

- **あなたのストレングスや能力などの 10 個のリストを作ってみる**：小さすぎてリストに載せることができないストレングスや能力はありません．すべてが有効で，とても価値のあるものなのです．かつて私はあらゆるタイプの匂いをかぎ分けることができる素晴らしい嗅覚をもつ人たちについてのドキュメンタリーをみたことがあります．そして，彼らは香水売場や食産業に就職していました．自分自身をポジティブにみれるようチャレンジしてみましょう．リストを作ってそれを読んで将来のレファレンスとなるよう保管しておきましょう．士気を高める必要があるときには，リストを持ち出してまた読んでみましょう．

- **あなたを幸せにするのに役立つ何かを毎日カレンダーに書き込んでみる**：過去や現在の幸せな出来事や成功，生涯仲よくしている人の名前やあなた自身の将来のポジティブなゴールなどをカレンダーに書き込んでみるのです．私はカレンダーに自己肯定的だったりインスピレーションを与えてくれるような名言を毎日載せて楽しんでいます．すなわちこれは，日々の個人の生活に前向きさをもたらす簡単な方法なのです．

- **あなたの身体に合わせて働く，それに逆らわない**：あなたの身体はあなたという人の大部分を占めているというのに目を向けましょう．もしあなたが自分の身体を好まないのであれば，あなたは自分自身の大部分を好まないことになってしまいます．より好まなくなればなるほど，身体を無視して乱暴に扱ってしまいます．そして事態は悪くなる

ばかりです．身体的な健康が乏しく，体重が変化したり疲労することはすべてうつ病に連動しています．もし体重が大きく増加しているのであれば，ダイエットとエクササイズを始めてみましょう．それとも，あまり食べられなくなっていて体重を落としてしまっているのであれば，栄養価の高いものを調理して食べることに集中してみましょう．健康的な食事を摂って，定期的に運動をするようになると動作の緩慢感は減って，速く動けるようになり体重も適正化されると大抵気分もよくなります．自分の設定したゴールに達することは自尊心にとって大いに素晴らしいことなのです！

- **エクササイズ**：自然の抗うつ薬である定期的な運動は，ストレスを減らしエンドルフィン（「心地よい」と感じる体内の化学物質）の放出を強め，睡眠を改善し筋肉をリラックスさせて，不安を減らします．そして自尊心を高めて人生におけるあなたの展望を改善させます．オーストラリアの研究者によると，長期間運動する人は短い人や全く運動しない人に比べて，日々の経験に対してもよりポジティブな思考をもつと述べています[16]．また，長期間運動する人の全体のストレスは全く運動しない人よりも少ないのです．

- **時間を作って自分の外見をよくするように努力する**：サロンで新しくヘアスタイルを「仕上げ」たり爪を完璧にマニキュアしたりするとどのように感じるか考えてみてください．外見がよくみえると気分もよいものです．それはあなたに跳ね返ってくるものです．あなたを引き立たせるような新しく素晴らしいブラウスやドレスを身に着けたときにも同じことが起きます．あなたの髪，肌，爪，歯や衣服などを大切にするための時間や努力を惜しまないでください．これをすると，あなたは自分に対して「自分は価値がある」と言えるでしょう．磨かれた外見はポジティブなフィードバックとして跳ね返ってきて，さらにあなたの自尊心を強くすることでしょう．

- **生活環境・労働環境を改善する**：あなたは日々の生活のほとんどをこ

---

16 Dua J, Hargreaves L. Effect of aerobic exercise on negative affect, positive affect, stress and depression. *Percept Mot Skills* 1992 ; 75(2) : 355-61.

の2つの環境で過ごしています．ですので，あなたの家や職場の環境は自分自身に対するよい意見を反映するものなのです．そこから出ていくこともないですし，改造のために無駄にお金を使う必要もありませんし，仕事場全体をリモデルする必要もありません．ですので，身の回りをきれいに整頓して，いくつかの特別な飾りつけ（植物や壁に絵をかざるなど）や，人目をひきあなたによい感情を湧き起こすようなアイテムを付け加えることから始めてみましょう．自分自身のことをよく考えている人は，自分たちは気持ちよく快適な環境を受けるに値するというのがわかっています．このご褒美を自分に与えてください．

- **趣味を始める**：あなたが多くの人と同じであるならば，それをやる時間的余裕はないが常に関心がある趣味やその類があると思われます．ひょっとするとそれは，絵画を習う，美味しい料理を作る，写真を撮る，短い話を書く，舞踏会で踊る，マーシャルアーツをやってみるなどかもしれません．さぁ，よく検討してみましょう！　たくさんの「ハウツー」クラスがありますので，あなたはただ見つければよいのです．しかし，あなたのゴールは達成可能なものであって，あなたは成功体験を経験し自尊心を高めることができるのを忘れないでください．テコンドーの黄帯をもつことができたらどれだけ素晴らしいと感じるかイメージをしてみてください！

あなたのノートに「未来日記」と呼ばれる見出しを作ってみて，上に挙げたアクティビティの1つを選択してみてください．そして目を閉じて，そのアクティビティに参加している自分をイメージしてみてください．ビーフストロガノフを調理してそれをとても楽しみにしている夫に出しているのをイメージしたり，自分で描いた素晴らしい絵画を頭上に掲げることができたら，それらがもう起こってしまった出来事のように日記に記入するのです．あなたが「もうしてしまった」このアクティビティの現実的で希望にも満ちた描写を記入してみましょう．そして，料理教室や絵画教室に契約を申し込んだり，本を読んだりYouTubeで面

白い技術の詳細を確かめたりするのです．そして，実際にやってみましょう！

例えば，あなたの健康や外見を改善するようなダイエットや運動を日常的に始めたいと言ってみましょう．あなたのノートの見出しは以下のようになるかもしれません．

> さあ今では私は痩せてより魅力的になっている．前にはできなかったこともたくさんできるようになっている．服はぴったり合っているし，服を買いに出かけるのは本当に好きです．食料品を抱えて玄関までの階段を上るのも前より楽になっている．前に比べて私は若く，輝いている．もし少しでも運動をしなかったら，とてもそれが恋しくなってしまうわ！　来週末はベアマウンテンまでハイキングに行くつもりです．これって1年前までは想像もできなかったことです．本当によい気分です！

あなたが書いたものを読み返してみて，そこに視線をとどめてください．このエクササイズでとても素晴らしいのは，あなたが欲する将来に向けてどのように近づけるかです．繰り返し，あなたが目標を達成するのを視覚化することは，あなたを正しい方向に導き，モチベーションを高めます．考えのパワーは，荘厳なものに他ならないのです．一度，あなたのゴールを心に描くことができれば，あなたはもう半分まで達しているのです！

要約すると，うつ病とPNESはかなりの部分をあなた自身の思考や行動で持続させられているのです．意識的にあなたの抑うつ的な思考や行動を修正することで，うつ病をコントロールするのに役立てることができます．しかしながら，抑うつの臨床的問題は常に専門家の介入を要します．

エクササイズ4：感謝のエクササイズ

研究によると，人々は感謝の気持ちを考えたり，日々の生活に幸せを

感じていると，温かくポジティブな感情を経験するようです．これにより自律神経系は穏やかなほうに働いて，気分もうつ病からシフトしていきます．考え方によって実際に自分の気分をコントロール**できる**のが，この証拠です．

あなたの人生のなかの多くの祝福や感謝の気持ちと結びつけるための方法を以下の2つに示します．私たちみんなが感謝をしなくてはいけないことはたくさんあるのですが，時にはそれにもう一度注意を払う必要があります．以下の方法を実践したあとには自分の気持ちが高まってくるか注意をはらってみてください．

◉**自分の人生のなかにあなたがいることに感謝する**

これは私も以前に患者さんたちにレクチャーをしたのですが，とてもパワフルなエクササイズです．周りは他人だらけの会議室においても，大抵は聴衆の間でも驚くべき効果があります．

邪魔されることなくあなた1人になれる静かな場所をみつけてください．ゆったりと座って，目を閉じても構いません．そして，過去から現在にわたって，あなたが辛いときに助けてくれた人，倒れたときに手を差し伸べてくれた人，過去の大きな挑戦を助けてくれた人，人生の大きな目標達成するのを助けてくれた人，そのような人を3人思い浮かべてみてください．このような人はあなたの人生で一度きりの出会いかもしれませんし，長い間あなたのそばにいる人かもしれません．人によってはもうあなたのそばにはいなくて，もう亡くなっている人もいるかもしれません．頭のなかに浮かんでくる人物や出来事にあなたは驚くことでしょう．

それぞれの人物について，一度に1人ずつじっくりとよく焦点を合わせてみて，そのときに何が起きて彼もしくは彼女がどのようにあなたを助けたのかを正確に思い出してみましょう．その人は何をしましたか？

そのような経験はあなたを変えましたか？　その人の存在がどのようにして今日のあなたに影響を与えたのでしょうか？　これらの記憶に伴ってくる平和で温かい感謝の気持ちを感じてみてください．そして，準備ができたら，あなたの日記にそれぞれの人物に向けて手紙を書いて

Chapter 6 うつの陰から抜け出る / ポジティブ心理学

みてください(実際にそれを送る必要はありません). そして, その人物があなたにしてくれたことについてあなたがどのように感じたのかを説明してみてください. それが終わったら, 3つの手紙をすべて読んでみて, 浮かんでくる感情に浸ってください. あなたの日記にはこれらの手紙は永久に残るのですから, あなたの人生におけるよい人々を思い出す必要があるときにはいつでも簡単にそれを読み直すことができます.

● 人生を味わう

あなたの日記のなかに, あなたに起こってあなたに感謝の気持ちを起こさせるようなポジティブなことを少なくとも1つは記録してみましょう. それは何だってよいのです. 友達に関するよいニュース, 仕事仲間との面白い会話, 美しい庭園を散歩したこと, 美味しい料理を堪能したこと, きびきびとランニングしたこと, 犬と遊んだことなど. それからちょっと立ち止まって, この瞬間があなたの人生にどれだけ多くのものをもたらしてあなたを幸せにして平和に満ちて生き生きとさせているのかについて考えてみてください. それらを見渡してみたら, 毎日の生活のなかで実にたくさんそのような瞬間があることに気がつくことでしょう. それらをみつけて, 集中しそれを味わい, よく覚えるのです. このようなことは人生において素晴らしいことで, 大いに味わうべきなのです.

この章でのこれらのエクササイズは, PNESとうつ病は時に合併しますが, あなたが状況を変えることで気分やPNESをよりコントロールできるようになるいくつかの方法があることを示しました. あなたがこの後の4つの章を読んでいる間も, これからはPNESの日記は定期的に書き続けて, エクササイズ1〜4を実践してください.

---

columns

当初仮面うつ病と診断されたPNESの症例

42歳, 会社員. 10年ほど前に突然朝泣き出して会社に行きたくないと言いだしたことがあったが, 一度だけのエピソードでそれまでもそれ以降も特に大きな問題なく勤務をしてきた. 小学校から大学まで一貫し

127

て成績はよい．口数は少ないが明るい人柄といわれている．当院来院4年前に，深夜，腹痛を訴え救急病院を受診するも原因となる身体疾患は見当たらず，その1か月後に，会社で意識消失し転倒したのが最初のエピソードである．さらに上司とうまくいかず会社に出勤する意欲も低下し，不眠も出現．近医，メンタルクリニックで，仮面うつ病と診断され，抗うつ薬が開始となり，症状改善した．ただしこの改善のタイミングでそりの合わなかった上司がたまたま異動となっていたことが後から判明している．

　当院来院2年前から子会社に出向．大過なく過ごしていたが，来院8か月前から意識消失やめまいを繰り返すようになり，来院6か月前に，てんかん専門医を標榜する開業医を受診．CTの右シルビウス溝の開大と右側頭部の脳波異常を理由に右側頭葉起源の複雑部分発作と診断され，クロバザムの投与が開始され，カルバマゼピンなども追加となるが，連日意識消失発作で転倒することが続くため，会社より長期休暇を命じられた．種々の抗てんかん薬の治療にもかかわらず一向に症状が改善しないため，当科に受診となった．

　来院直前にはきまって朝，会社に行く前に発作は起こっており，前兆なくバタッと倒れ，5分くらいすると呼び掛けにはウンウンとうなるようなかたちで応じることができるようになる．しかし体は1時間くらいは動けず，体が動かない間も記憶はしっかりとしており，自動症や見当識障害などは発作中も発作後も全く観察されていない．てんかん波だと指摘された持参脳波は背景のα波と区別できず，MRIでも特記すべき所見は確認できなかった．てんかん発作ではない可能性が高く，心因性のものの可能性が十分あることを伝えると翌日から意識消失発作は完全に消失した．ミルタザピンを投与するも，激しい頭痛，体のだるさ，会社のことを考えると夜眠れなくなるなどの症状に変化はなく，デュロキセチンを追加．来院2か月目から体のだるさがとれ，調子はよいという報告が聞かれるようになったが登社への拒否感は強いままであった．

　本人との面談での様子，心理検査，幼少時からの生活歴からアスペルガー症候群の傾向がうかがわれたため，来院後3か月目から，リワークセンターで就労をシミュレーションした訓練を開始．抽象的で感情的な叱責に本人が適応するのは困難であり，上司が明確な指示を冷静に出してもらうよう会社との調節を行った．上司が対応を変えたところ，その後元気に職場復帰．現在も，全く問題なく元気に会社に通っている．

（兼本浩祐）

Chapter 7

サプリメントと代替療法

Supplements and Alternative treatments

　多くの人々は補完代替医療（Complementary and Alternative Medicine：CAM）を，医師のアドバイスなしで使用しているので，実際に使っているPNESの患者が私に対して，アドバイスを求めてきたCAMに関しての簡単な概略をここで述べることにします．この章ではすべての種類のCAMについて包括的に検討したり，各々の治療に関して徹底的に議論するようなことは意図していません．そしてまた，あなたにそのCAMを勧めているわけでもありません．その代わりに，PNESを改善するためにCAMの使用を考えているあなたに対してどのように効果があって，特にどのようなリスクをもっているのかを教えるのが目的なのです．

　CAMと略される補完代替医療は西洋文化や「伝統的な」医療からは外れたところで開発されたさまざまなヘルスケアへのアプローチに対する一切合切の概念で定義されています．CAMの定義は常に新しく更新されつつあるのですが，典型的には病院では使用されませんし，医学部の講義でも教えませんし，保険会社も保障していません．ホリスティック医学，統合医療，予防医学，自然療法などたくさんの呼び方がありますが，CAMはその使われ方によって2つに分類されます．
- **代替医療**：伝統的な西洋医学の**代わりに**用いられるもの
- **補完医療**：伝統的な西洋医学と**組み合わせて**用いられるもの

このようにして，同じ治療法でも伝統的な治療法との用い方の関係において，代替医療や補完医療と言い方が変わるのです．米国人の40%近くが毎年何種類かのCAMを使用していますが，多くの人は代替的にそれを単独で使用することはありません．多くの人は伝統的な西洋医学による治療と補完医療の組み合わせを好んでいます．しかし，CAMを使用している人々の3/4は医師に説教されたり否定的な意見を言われるのを恐れて，そのことを医師には伝えていないようです．

CAMの種類

　自然由来の医薬品などは数千年にわたって使われていますが，ごく最近になって米国政府によってこれらをシステマティックに評価するNCCAM（国立補完代替医療センター）という機関がようやくできたところです．米国国立衛生研究所（NIH）の一部であるNCCAMは効果や安全性などの面でCAMを評価しています．現在のところ，人々が適切で安全なCAMを選択するのに役立つようなガイドラインを練り上げている途中です．

　NCCAMではCAMを2つの主要部門に分けています．すなわち**自然産物**と**マインドボディプラクティス**（心身鍛錬）にです[17]．自然産物にはハーブ，ビタミン，ミネラル，オーガニック製品，酵素，プロバイオティクスなど大抵はダイエットサプリメントや身体の一部につけるクリームやローションなどで用いられるものが含まれます．栄養療法や薬草学，ホメオパシーなどの分野もまたこのカテゴリーに分類されます．マインドボディプラクティスは脳と身体や行動の相互作用を中心とするものです．鍼治療や指圧，カイロプラクティック，マッサージ，運動療法，リラックス法，音楽療法，瞑想，ヨガなど，通常訓練を受けた専門家や指導者から施行されます．

---

[17] Complementary, Alternative or Integrative Health : "What's in a Name?" National Center for Complementary and Alternative Medicine (NCCAM) website. http://nccam.nih.gov/health/whatiscam（Viewed 8/20/13）.

> **米国国内で使われている CAM トップ 10**[18]
>
> 　米国人の 10 人に 4 人がなんらかの CAM を使用していますが，どの種類のものが多く使われているのでしょうか？　NCCAM によると米国では以下のものが好んで用いられているようです．
> ・自然産物(17.7%)
> ・深呼吸(12.7%)
> ・瞑想(9.4%)
> ・カイロプラクティック・整体(8.6%)
> ・マッサージ(8.3%)
> ・ヨガ(6.1%)
> ・ダイエットセラピー(3.6%)
> ・漸進的弛緩法(プログレッシブリラクゼーション)(2.9%)
> ・イメージ療法(2.2%)
> ・ホメオパシー療法(1.8%)

重要　どのような種類の CAM であれ，すでにあなたが使用していたり使用を考えているときには必ず医師に伝えましょう．たとえ「自然」なものでも，いくつかの治療はさまざまな治療法を阻害したり効果を増やしてしまってあなたの状態を悪くするかもしれません．

　それでは PNES を抱える人が使用していたり使用を考慮するかもしれない CAM のいくつかをみてみましょう．最初は最もポピュラーなダイエットサプリメントから始めます．

■ダイエットサプリメント

　米国国内では多くの成人は，毎日ではなくとも，少なくとも時おりダイエットサプリメント(ビタミン，ミネラル，ハーブ，オーガニック製

18　前に同じ．

品，アミノ酸，酵素など）を，錠剤，カプセル，粉末，液体やエナジーバーなどのさまざまな形で摂取しています．ダイエットサプリメントは，日々の食生活では欠けている栄養素を補充したり食べ物だけでは得ることのできない高容量の栄養を提供したりするものと定義されます．いくつかのサプリメントは全体としての健康を改善・維持し，ある種の健康状況を和らげ予防することができます（例：骨不足に対するカルシウム，心疾患に対するオメガ3脂肪酸，先天異常予防のための葉酸）．しかしながら悪い面もあります．すなわち，サプリメントは副作用を起こすことがあり（特に高用量使用しているときには），ある種の薬剤と併用すると危険な相互作用を起こしますし，バランスを考えずに使用しているといくつかの栄養素のバランスが悪くなってしまいます．

> **警告！**
> サプリメントは薬との相互作用によって体調に影響を与えたり悪くするので，特に何か薬を使用しているときや体調不良のときや妊娠していたり授乳している場合には，それを摂取する前に医師に相談しましょう．さらに，あなたが今使用しているサプリメントのすべての種類と量を医師にみせて，あなたの治療と相互作用をもたないか確認しましょう．

　PNESで悩んでいる人が関心をもつダイエットサプリメントは典型的には不安・抑うつ・睡眠障害の3つの問題をターゲットにしています．以下のリストはそのような症状を改善する目的で使用されているものです．

■ カモミール

　　カテゴリー：ハーブ
　　適応：不安
　　背景：カモミールの花は数千年以上前から胸焼けや不安を抑えるとい

うことで使用されています．しばしばお茶として使用され，リラックス・軽い鎮静効果があります．2009年のランダム化二重盲検プラセボコントロール研究では軽〜中等症の全般性不安障害においてカモミールは不安を適度に和らげる効果があるのが報告されています[19]．

用量：研究では，1日に400〜1,600 mgがカプセルとして使用されました．お茶だと1日1〜4杯程度です．

副作用：カモミールはアレルギーを起こすことがあります．特にクワモドキ(ブタクサ)やキク，アスターやヒナギクの仲間と併用することでアレルギーを起こします．カモミールはまた子宮を収縮させて時に流産を起こしますので妊婦は使用すべきではありません．長期間の安全性のデータも欠けていますので，母乳保育している女性も使用は控えるべきでしょう．

薬物相互作用：カモミールは抗凝固作用のあるクマリンを少量含むので，アスピリンやワーファリンなどの抗凝固薬を内服している場合やセントジョーンズワート，カノコソウ，イチョウ，ノコギリヤシなどのサプリメントを使用している場合には出血や打撲傷のリスクを高めます．不必要な出血を防ぐためにもカモミールは外科手術の2週間前は使用を控えるべきです．

PNES患者メモ：カモミールはマイルドな抗不安作用があるので，医師と話し合ったのちに補完療法として試してみるのもよいでしょう．

■カヴァ

カテゴリー：ハーブ

適応：不安，ストレス，緊張，焦燥，落ち着かない

背景：カヴァは南太平洋が起源で，いくつかの種族では儀式の目的で精神安定薬として使用されています．カヴァの成分であるカヴァラクトンには鎮静効果や筋弛緩作用があります．

---

19 Amsterdam JD, Li Y, Soeller I, et al. A randomized, double-blind, placebo-controlled trial of oral Matricariarecutita (chamomile) extract therapy for generalized anxiety disorder. *J Clin Psychopharmacol* 2009 ; 29(4) : 378-82.

用量：標準的な適量はありませんが，多くの研究では1日400 mgまでのカヴァで不安が和らぐと報告しています．抽出物はカプセル，錠剤，飲料，アルコール飲料として摂取されます．

　副作用：**カヴァの使用により重篤な肝障害が起こりうるとFDAは警告しています**．その他の副作用としては，目のかすみ，息切れ，嘔気，食欲低下があります．子宮を刺激するので，妊娠しているのならば使用してはいけません．

　薬物相互作用：カヴァは抗凝固作用があるので，アスピリンやワーファリンとの併用により出血や打撲傷のリスクを強めます．ジアゼパムのような抗不安薬とカヴァの併用により抑うつや認知障害のリスクが増えます．

　PNES患者メモ：少なからぬ健康のリスクがあるのでカヴァは使用しないほうがよいでしょう．

■メラトニン

　カテゴリー：天然ホルモン

　適用：不眠症

　背景：脳内で作られる天然のホルモンであるメラトニンは，日が沈むと大量に分泌され睡眠を促進します．そして朝が来て朝日が刺激になって脳内ではメラトニンはセロトニンに変換され，覚醒が促されて「動き始める」ことができます．不眠症の人はメラトニンの量が少ないため，メーカーはメラトニンサプリメントを製造・販売しています．また，メラトニンは睡眠周期を再構成する作用があるので「時差ボケ」解消にも使われます．

　いくつかの研究ではメラトニンによって不眠が改善したと報告したものがあり，そうでないという研究もあります．睡眠障害の背景にある多数の理由を考えれば，別にこれは驚くべきことではありません．

　用量：通常，寝る90分前に，カプセルや錠剤やお茶などの形でメラトニンを摂取します．

　副作用：メラトニンを使用した人のなかには，極端に生々しい夢や悪

夢，日中の眠気，イライラを訴える人がいます．うつ病，頭痛，てんかん発作のリスクが増えたり，男性では女性化乳房や性欲減退が起きたりする報告もありますが，これらは大抵高用量のメラトニンを使用していた場合の話になります．

薬物相互作用：アルコールのような中枢神経抑制薬と一緒に併用すると鎮静効果が強くなります．メラトニンは免疫を強めるので，プレドニゾロンなどの免疫抑制薬の作用を弱めることもありえます．

PNES患者メモ：多くの研究では，少量で短期間のメラトニンの使用は安全といわれていますので，不眠で苦しんでいるならば試してみる価値はあります．しかしながら，中枢神経抑制薬や免疫抑制薬との併用は避けるべきです．心疾患や高コレステロール血症，不整脈があるときにはメラトニンを使用する前によく医師と相談してください．

■オメガ3脂肪酸

カテゴリー：ダイエットサプリメント

適用：うつ病

背景：オメガ3脂肪酸は鮭やニシンのような冷たい海に住む脂肪成分の豊富な魚に由来していて，心疾患を予防する作用があると長年考えられていました．そして科学者たちは，そのような地域で生活をする人々は魚油の摂取量が多く，うつ病の率が少ないことも発見しました．ここから，オメガ3脂肪酸とうつ病に対する効果が注目されるようになったのです[20]．

大集団の研究によると，オメガ3脂肪酸，特にEPA（エイコサペンタエン酸）やDHA（ドコサヘキサエン酸）の摂取低下はうつ病を起こりやすくすると報告しています．複数の予備実験で，高濃度のEPAのオメガ3脂肪酸サプリメントは抗うつ薬に反応しないうつ病の症状を軽快することが証明されています．2010年には432名の患者を8週間観察し，

---

20 Hibbeln JR, Salem N. Dietary polyunsaturated fatty acids and depression : when cholesterol does not satisfy. *Am J Clin Nutr* 1995 ; 62 : 1-9

オメガ 3 脂肪酸サプリメントは不安障害を併発していない大うつ病性障害に対して効果を示しました[21].

用量：EPA はオメガ 3 脂肪酸の「花形」成分であり，オメガ 3 脂肪酸の全体量が記載される代わりに，単独でラベルされています．先に述べた 2010 年の研究によると，EPA は 1,050 mg，DHA は 150 mg が 1 日摂取されていました．多くの研究では，1 日あたり 1,000 mg(1 g) の EPA 摂取が最低量と設定しています．

副作用：オメガ 3 脂肪酸は出血時間を延長するので，抗凝固薬を内服中だったり出術を予定している患者では控えるべきです．

薬物相互作用：オメガ 3 脂肪酸はアスピリンやヘパリンなどの抗凝固薬との併用では出血のリスクを強めます．

アテノロールのような降圧薬との併用で，血圧が極端に下がることもあります．

PNES 患者メモ：オメガ 3 脂肪酸は抑うつを和らげる作用はあるものの，降圧薬や抗凝固薬を内服していたり，出血のリスクが高いときにはサプリメント使用前によく主治医と相談しましょう．

「自然」は必ずしも安全を意味するわけではありません！

多くの人々は「自然・天然」とラベルされたサプリメントを「自然のものは身体によいに違いない」と確信して使用しています．しかしながら，「自然・天然」という言葉について，FDA から認められた定義は存在しません．FDA は，着色していない，人工的な味を加えていない，合成物を加えていない場合に限り「自然・天然」の言葉を使用してもよいと認めているだけなのです．別の言い方をすれば，「自然・天然」は基本的には何も意味しておらず，「完全に

---

21 Lesperance F, Frasure-Smith N, St-Andre E, et al. The efficacy of omega-3 supplementation for major depression : a randomized controlled trial. *J Clin Psychiatry* 2011 ; 72(8) : 1054-62

> 安全」に相当するような言葉ではないのです.「自然・天然」の産物はたとえ推奨量の使用でも副作用,アレルギー,薬物相互作用を起こしうるのです. 特にあなたが現在何か薬物治療を受けていたり身体的な問題があるときにはどのようなサプリメントであれ,使用前によく医師に相談しましょう.

トケイソウ

カテゴリー：ハーブ

適用：不安,不眠

背景：トケイソウは中央・南アメリカが由来の,すてきなアロマの香りのする植物で,名前は「キリストの受難の花」に由来しています. すなわち,12枚の花弁は十二使徒を表し,3つに分裂した雄しべはキリストの傷を表しているといわれています. トケイソウは不安,ヒステリー,オピオイド離脱,消化器系疾患の治療に使用されてきました.

トケイソウはかつて米国でも使用が許可されていて,鎮静・催眠目的で処方せんを必要としない一般医薬品として販売されていましたが,安全性と効果の証明が弱かったため1978年に市場から姿を消しました. しかしながら,ハーブやハーブ製品の成分の一部としてはまだ,手に入るかもしれません.

用量：乾燥ハーブの小さじ1杯を熱湯で10分間お湯に浸しておきます.

副作用：アレルギー反応,嘔気,嘔吐

薬物相互作用：トケイソウはMAO(モノアミンオキシダーゼ)阻害薬の効果を強めてその副作用が出やすくなります.

MAO阻害薬にはイソカルボキサジド,フェネルジン,トラニルシプロミン,セレギリンが含まれます.

トケイソウはフェニトイン,バルビツール酸系などの抗てんかん薬,アルプラゾラム,ジアゼパムなどのベンゾジアゼピン系,アミトリプチ

リンなどの三環系抗うつ薬，ゾルピデムなどの睡眠導入薬などの鎮静効果を強めることがあります．アスピリンやワーファリンのような抗凝固薬との併用で出血や打撲傷のリスクが高くなります．

　PNES患者メモ：抗うつ薬や抗不安薬や睡眠導入剤を使用しているときなどに，トケイソウを摂取しないでください．

■S-アデノシルメチオニン（S-adenosyl-L-methionine：SAMe）

カテゴリー：ダイエットサプリメント

適用：うつ病，関節痛

背景：SAMe（サミー）はアミノ酸であるメチオニンから体内で生成されます．SAMeは体内でセロトニンを含む神経伝達物質の分泌を促進します．SAMeは薬理量（1gまで）で使用すると，セロトニンレベルを上げることでうつ病を改善させます[22]．SAMeの28症例のメタ解析によると，標準的な抗うつ薬と同様にうつ病に対して効果があったといわれています[23]．

用量：1日400〜1,600 mg

副作用：不眠，不安，胸焼け，躁状態，軽躁状態など．双極性障害においてはSAMeは躁状態を増悪させるようです．血糖値を下げてしまうことがあるので，糖尿病や低血糖で治療中の人は服用前に医師に相談するのが望ましいと思われます．

薬物相互作用：クロミプラミンなどの抗うつ薬とSAMeの併用はセロトニン症候群（焦燥，顔面紅潮，心拍数の増加，そして時には死亡）を起こすこともあります．糖尿病治療薬とも相互作用して血糖降下が極端になってしまうことがあります．

　PNES患者メモ：抗うつ薬や抗不安薬を使用していたり，双極性障害

---

22 Bressa GM. S-adenosyl-L-methionine (SAMe) as antidepressant : meta-analysis of clinical studies. *Acta Neurol Scand* 1994 ; 89 : 7-14.
23 S-Adenosyl-L-Methionine for Treatment of Depression, Osteoarthritis, and Liver Disease. Summary, Evidence Report/Technology Assessment : Number 64. AHRQ Publication No. 02-E033 August 2002. Agency for Healthcare Research and Quality, Rockville, MD. (http://archive.ahrq.gov/clinic/epcsums/samesum.htm)

の既往があるときには使用してはいけません．抗うつ薬のかわりにSAMeを使用するのは，医師の監督下で厳密に行われるべきです．

セントジョーンズワート

カテゴリー：ハーブ

適応：軽症〜中等症のうつ病

背景：この小さな黄色い野生の花はヨーロッパで，不安・抑うつ・頭痛・疲労やその他に対して広く処方されています．カプセルや抽出物を水で内服すると，セントジョーンズワートはマイルドな精神安定や，筋弛緩の作用があり，不眠治療に対して使用されます．セントジョーンズワートに含まれている2つの化学物質であるヒペリシン，ヒペルフォリンは脳内のセロトニンやその他の神経伝達物質の脳内のレベルを変化させます．

用量：1回用量は300 mgまでで，1日3回使用だと1日あたり900 mgになります．しかしながら，必ずしもすべての製剤でセントジョーンズワートが有効な濃度に達するには同じ量が必要とは限らないので注意しましょう．

副作用：便秘，疲労，落ち着きのなさ，めまい，発疹，光過敏性の亢進など．双極性障害では躁状態や軽躁状態の誘因となりえますし，大うつ病でも躁転を引き起こすことがあります．

薬物相互作用：セントジョーンズワートと抗うつ薬の併用はセロトニン症候群（焦燥，顔面紅潮，心拍数の増加や，場合によっては死亡）のリスクを高くします．

PNES患者メモ：現在，抗うつ薬を内服していたり，双極性障害をもっている場合にはセントジョーンズワートを使用しないでください．

トリプトファン(5-HTP)

カテゴリー：アミノ酸

適用：うつ病，不安

背景：必須アミノ酸であるトリプトファンは生体内で気分の上昇に重

要な役割を果たすセロトニンのレベルを上げます．食べ物から摂取したトリプトファンは 5-ヒドロキシトリプトファン(5-HTP)に変換されますが，5-HTP はトリプトファンと異なり容易に脳内に達してセロトニンへと変換されます．つまり，トリプトファンを含んだ食べ物を単純に摂取するよりもサプリメントとして 5-HTP を摂取したほうがよりたくさんセロトニンのレベルを上げることができるのです．セロトニンは気分や行動の制御を助けますので，5-HTP は睡眠や気分，不安，食欲や疼痛などに関してポジティブな影響を与えるかもしれません．

用量：150～300 mg/日

副作用：嘔気，下痢，呼吸困難

薬物相互作用：高用量の 5-HTP の摂取もしくは抗うつ薬との併用はセロトニン症候群(焦燥，顔面紅潮，心拍数の増加，時には死亡)を誘発することがあります．

PNES 患者メモ：現在，抗うつ薬を内服しているときには 5-HTP をとらないでください．

■ セイヨウカノコソウ

カテゴリー：ハーブ

適用：不安，不眠

背景：古い靴下のような匂いをもつこのハーブは，緊張や不安を和らげ，筋肉の緊張をほぐし，よい睡眠を促進するため「ハーブのジアゼパム」と時に呼ばれます．現在，ヨーロッパでは最も広く使用されている精神安定薬で，世界でも最も有名なハーブの 1 つでもあります．

用量：400～900 mg を寝る前に，お茶やカプセルとして摂取します．

副作用：頭痛，嘔気，動悸，不眠

薬物相互作用：抗うつ薬とセイヨウカノコソウの併用はセロトニン症候群(焦燥，顔面紅潮，心拍数の増加，時には死亡)を誘発することがあります．アルコールや抗うつ薬，抗不安薬や鎮痛薬との併用は過剰な鎮静や抑うつや認知機能障害などのリスクを高めます．

PNES 患者メモ：抗うつ薬，抗不安薬，睡眠薬や鎮痛薬を内服してい

るときにはセイヨウカノコソウの摂取は控えましょう.

ヨガ

カテゴリー：マインドボディプラクティス

適応：不安, 不眠

背景：「結合」という意味をもつヨガは, 心と身体, 魂の結合を指示する, マインドボディプラクティスの1つです. ヨガでは瞑想, 呼吸エクササイズ, 身体姿勢のコンビネーションで力強さと柔軟性を高めて, 身体と心を落ち着かせるような集中を維持することができます. 5,000年前から行われているヨガはわれわれの本来の精神状態は真実, 知識, 満足, 平和からなるという信念が基本となっています.

しかしながら, 有害な人間関係, 質の悪い食生活, 不健康なライフスタイルなどから派生する毒やストレスに心身がおかされはじめると, この状態はゆらいでくるのです. すなわち, 日々の慌ただしさや絶え間のないストレスに負けることなく, 毒や精神的な問題から心身を自由にし, 心の平穏をなしとげるのがヨガ実践のゴールなのです.

ヨガにはたくさんの種類があります.

- **ハタ（穏やかで基本的な動作）**：身体に重点を置いて, 姿勢（アサナ）, 呼吸法（プラナーマヤ）, 深いリラックス法（シャバアーサナ）などのゆっくりと穏やかな動作を用います.
- **ビクラム（ホットヨガ）**：40℃, 湿度40％の環境でたくさんのアラインメント運動を行います.
- **ラージャ（思考の科学）**：瞑想や熟考を通じて思考をみがきます.
- **カルマ（行動の方針）**：成長し受け取るための無私無欲の行動に基づいています.
- **ニャーナ（知恵の方針）**：自己分析, 気づき, 質問, 内観が含まれます.
- **クンダリーニ（気づきのヨガ）**：下部脊椎領域に位置したくさんのコアワークが含まれているルートチャクラに集中します.
- **ビンヤサ（流れ）**：次々にポーズが流れるように変化し動き続けます.

- レストラティブ（リラックスヨガ）：リラクゼーションに焦点を合わせていて，10分以上もポーズを維持することで，筋肉が弛緩しよくストレッチできます．

PNES患者にとっての利益：人々を平穏な状態にして自分自身と結びつきを強めることのできる身体と精神の共同エクササイズとしてヨガはさまざまな種類の精神疾患に効果があると長年考えられていました．エクササイズ中の気づきや呼吸法は特に不安のために過呼吸になりやすい人々にとって有益でしょう．

副作用：特定の姿勢をとった際の身体の痛みや苦痛，めまい，椎間板ヘルニアなどのリスクや逆効果を起こすこともあります．ビクラム（ホットヨガ）では脱水や高熱などのリスクも高くなります．妊婦の場合はインストラクターに相談をして適切にポーズなどの修正をしてもらうのがよいでしょう．

PNES患者メモ：ヨガはPNESの伝統的な心理療法を大変よく補充するものです．

■鍼療法・指圧療法

カテゴリー：マインドボディプラクティス

適応：不安，不眠，抑うつ

背景：伝統的な中国医学の鍵となる構成要素である鍼治療は身体内でのエネルギーの流れのバランスをとるために細い針を体の特定部分に差し込みます．体内ではエネルギー（気）が12個の目で見えないチャンネル（経絡）を通じて絶え間なく流れているというのが鍼療法の背景となる原理です．気が体内で滞ると，疼痛のような身体症状が出現します．身体内のいくつかのポイントでは経絡は皮膚の表面付近の近くまで流れていて，針を用いてそのような「鍼治療のポイント」をもみほぐすことによって，妨害するものは解かれてエネルギーの流れが回復します．指圧療法も同じ原理ですが，鍼を使う代わりに徒手的に圧力をかけたりポイントを熱で温めたりします．

PNES 患者の利益：鍼・指圧療法は不安を和らげ，軽〜中等度のうつ病や不眠に効果があるともいわれています．薬剤の使用は含まれないので他の治療法を阻害することはありません．

副作用：痛みや出血，鍼療法が不衛生な環境で行われた場合は感染のリスクもあります．

PNES 患者メモ：鍼灸師は免許が必要で，オフィスは衛生的な環境にあるのは覚えておいてください．医師に相談することなく鍼・指圧療法を抗うつ薬や抗不安薬の代わりに使用してはいけません．

マッサージ治療

カテゴリー：マインドボディプラクティス

適応：不安，不眠，抑うつ，筋緊張

背景：マッサージ療法はもみほぐしたり圧力をかけたりさすったり叩いたり振動をかけたりなどの方法で身体に手を加えます．熱した石や温かいタオルや氷嚢を利用して熱や冷気を加えてマッサージを行うこともあります．スウェーデン式（やさしく，筋肉をもみほぐし叩いたりする），タイ式（深く局所的でリズミックな指圧），アーユルヴェーダ式（エッセンシャルオイルを用いてもみほぐし絞り叩く），指圧，ディープティッシューマッサージ（筋肉の内部の深いところに慢性的な緊張を和らげるために強い圧力をかける）などたくさんの種類があります．

PNES 患者の利益：ストレスや不安や抑うつや睡眠障害のために起こっている筋肉の痛みや張りを緩和することにマッサージ療法は役立ちます．リラックス効果は不安の軽減に大きな作用があり睡眠を改善することはよく知られています．マッサージはエンドルフィンのレベルも上げるので，うつ病の改善にもある程度効果があるかもしれません．

副作用：マッサージ中に痛みを感じるかもしれません．もしそうならば，マッサージ師にそれを伝えましょう．そうすればマッサージの仕方を変えてくれるでしょう．あなたの健康が損なわれている場合（例：関節炎，癌など）や妊娠している場合にはマッサージの仕方を修正してもらったり，最後までやってもらうのを避けたほうがよいでしょう．

PNES患者メモ：もしあなたが性的あるいは身体的虐待の被害者だとしたら他人に自分の身体を触られるのはリラックスできないかもしれません．しかし，どのようにマッサージをしてもらうかはあなたが選択できるのは忘れないでください．例えば男性からマッサージされるのが不快ならば女性のマッサージ師に頼めばよいですし，逆もまたしかりです．服を着ていても大丈夫なのです．うつぶせの姿勢ではなく座った姿勢でマッサージを受けてもよいのです．あなたの希望や注文を言うのを躊躇してはいけません．あなたのためのマッサージなのですからあなたが快適と感じる方法でやってもらうべきなのです．

レイキ

カテゴリー：マインドボディプラクティス

適用：不安，抑うつ，不眠

背景：レイキという名前は，日本語の霊（高次の意識）と気（エネルギーや生命力）に由来しています．つまり，レイキは高次の意識によって導かれたエネルギーによって治療する技術なのです．レイキのセッション中では，あなたは服を身に着けたままマッサージテーブルに横になって専門家は身体の特定の部分の上もしくは直接に手を置きますが，押したりはしません．その後，専門家はエネルギーをあなたの身体に送り込むのです．時々，さまざまな種類のマッサージが加わることもあります．

PNES患者にとっての利益：レイキの提案者はレイキは身体と精神と魂に作用し，平和で健康で安全な感情を加えてリラックスさせるなどの利点があると主張しています．もしこれが本当ならば，レイキは不安や抑うつや睡眠障害で困っている人にとってよいかもしれません．

副作用：レイキは明らかな副作用などはありません．

PNES患者メモ：副作用などはなさそうなので，もし不安や不眠で困っているのであれば試してみる価値はあるでしょう．しかしながら，医師と相談することなくレイキを抗うつ薬や抗不安薬の代わりに使用するのは控えてください．

音楽療法

カテゴリー：マインドボディプラクティス

適用：不安，抑うつ，不眠

背景：音楽は気分や思考への「玄関」なので，あなた自身の感情を修正するのに役立つでしょう．音楽を聴くことで，怒りを鎮める，緊張をほぐす，身体に活力を与える，幸せや健康の感覚を高めることができるようになります．音楽療法では資格をもった専門のセラピストが慎重に音楽を選択し，個人が不安や無力感などの感情を理解・表出することや怒りや悲しみを解放するのを助けたり，自信や安全の感覚を高めてポジティブなコーピングスキルを与えたりなどの介入が行われます．音楽は安心感を作り出し，リラックスした状況に導いてくれます．

PNES 患者にとっての利益：音楽療法はネガティブな感情を表出・解放したり，深いリラックス状態になるのに役立ちます．これらはすべて，抑うつや不安，睡眠障害を改善するのに役立ちます．

副作用：音楽療法は明らかな副作用などはありません．

PNES 患者メモ：音楽療法には副作用などはないので，あなたの治療を補完するものとして試してみるのもよいでしょう．しかしながら，医師と相談することなく音楽療法を抗うつ薬や抗不安薬の代わりに使用するのは控えてください．

アロマテラピー

カテゴリー：マインドボディプラクティス

適用：不安，抑うつ，不眠

背景：アロマテラピーでは植物から抽出されたアロマエッセンス（エッセンシャルオイル）を用いて，身体と心と魂のバランスを図り，感情的，身体的，精神的な治癒を促進します．オイルの香りを吸い込んだり，皮膚に塗ったり，（ごくたまに）口にしたりもします．バジル，ベルガモ，ブラックペッパー，カンフル，シダーウッド，カモミール，フェンネル，フランキセンス，ヒソップ，ジャスミン，ジュニパー，ラベンダー，メリッサ，パチョリ，ローズなどのアロマエッセンスの種類があ

ります.

　アロマテラピストは，不安，抑うつ，不眠などを含む広い分野でアロマテラピーが有用と主張しています．アロマテラピーは交感神経と副交感神経などの自律神経系のバランスを整え，特定のアロマの香りに関連した記憶が呼び起こされることで脳がリラックスすると理論づけられています．

　PNES患者にとっての利益：アロマテラピーは快適で痛みを和らげたり気分を改善したりストレスを減らしてくれそうです．しかしながら，その効果は大抵長続きしません．

　副作用：アロマテラピーの副作用はまれですが，発疹，頭痛，喘息，肝障害，神経障害などの副作用が時には起こり，胎児にとっては有害です．てんかん発作の既往のある人では，ヒソップオイルの使用は控えるべきです．あなたが妊娠していたり重篤な喘息をもっていたりアレルギーの既往がある場合にはアロマテラピーを完全に避けるべきです．

　PNES患者メモ：あなたがてんかん発作とPNESの両方に罹っている場合は，ヒソップオイルを使用するのはやめましょう．ヒソップオイルはてんかん発作を誘発します．アロマテラピーを始める前に主治医によく相談しましょう．そして，あなたが抗うつ薬や抗不安薬を内服しているのならば，それらの代用としてアロマテラピーを使用するのはやめましょう．エッセンシャルオイルの使用は，訓練を受けたアロマテラピーの専門家のガイダンスに従って行いましょう．

■バイオフィードバック

　カテゴリー：マインドボディプラクティス

　適応：不安，不眠

　背景：リラックス法を学び，リラックス状態を維持するのにバイオフィードバックは大いに役立つ方法です．あなたの体の内側で起こっていることやいずれの瞬間も環境にいかに反応しているのかを教えてくれる方法なのです．あなたにモニター機器が接続されて，脳波，血圧，心拍数，体温，筋緊張などがモニターされます．ビープ音や閃光などの

キュー（信号）への生理的な反応のフィードバックをあなたは受け取ります．そして，思考を変化させたりリラックス法を行うと，フィードバックが変化するのをみることができます．例えば，あなたの首の筋肉が緊張しているときにはビープ音が鳴り，深呼吸をするとビープ音が減少するのです．バイオフィードバックは不安，ストレス，高血圧，片頭痛や慢性疼痛などでしばしば使われます．

ほとんどのバイオフィードバックの1セッションは30〜60分ほどです．必要なセッションの数はあなたの体調だったり，フィードバックの反応をコントロールするのにどれだけかかったかによって決まります．ある人は2，3回のセッションで終わるのに対して，別の人ではもっと多くのセッションが必要で時間や費用がかかってしまうことがあります．不幸なことに，多くの保険会社はバイオフィードバックを保障していません．

PNES患者にとっての利益：バイオフィードバックによって不安や睡眠が改善して抗不安薬や睡眠薬を減らしたりやめることができるかもしれませんし，もし内服していないのであれば，代替療法になりえるでしょう．

副作用：バイオフィードバックはペースメーカーやその他の医療機器に影響を与えるかもしれません．あなたが使用している医療機器に関して医師に相談してみてください．

PNES患者メモ：バイオフィードバックはかなりリスクの少ない方法で，あなた自身の体の反応をコントロールするのを学ぶことができます．このことはPNESをコントロールする能力や感覚を得るうえで鍵となります．もし効果があるのならば，これらの技術は生涯にわたってあなたの助けとなるでしょうから，調べてみる価値はあります．しかしながら，医師に相談することなく，バイオフィードバックを他の薬物治療の代わりに使用するのは控えましょう．

■ カイロプラクティック

カテゴリー：マインドボディプラクティス

適用：不眠，疼痛緩和
　背景：1895年に開発されたカイロプラクティックは，身体には生来，治癒力があり，そのような治癒力は中枢神経系に集中していて脊椎にそって流れているという考えに基づいています．椎骨が脊髄神経を圧迫することから疾病は発生すると考えられています．病気を治すためには神経にかかる圧迫は解放しなくてはいけません．そして，それは脊椎をもみほぐすことで実行されるのです．
　カイロプラクターは栄養療法，ホメオパシー，治療的なエクササイズやストレス軽減などのさまざまな方法を併用することがあります．
　PNES患者にとっての利益：カイロプラクティックは不安や抑うつを引き起こす因子について役立ったりはしませんが，このような状態によって起こる，筋緊張，筋けいれん，首の痛みなどの症状を緩和することができます．リラックスし痛みが減ることによって睡眠が改善して結果として健康の感覚を高めることができます．
　副作用：カイロプラクティックは免許をもっていて経験のあるカイロプラクターによって施行される場合には大抵安全です．下部脊椎の圧迫でヘルニアが起きたり，首のマッサージでは致死性の脳卒中（椎骨動脈解離）が起きたりすることが時にあります．
　PNES患者メモ：もし背中や首に痛みがあるのなら，カイロプラクティックの前にマッサージ療法やヨガを試すべきです．そうはいっても，カイロプラクティックによって健康が高まり睡眠が改善することもあります．痛みは不安や抑うつを引き起こすので，痛みが和らげば気分も改善するかもしれません．

■ スピリチュアリティ・祈祷

　カテゴリー：マインドボディプラクティス
　適用：不安，抑うつ
　背景：祈るという動作は気分を鎮めストレスを減らす効果があるのが学術的に証明されています．宗教団体に属していて定期的に礼拝に参加している人々はそうでない人々に比べて不安や抑うつは少ないといわれ

ています．同様に，入院中の患者に対する研究でも宗教は抑うつを抑える効果がありました．

しかし，これらの恩恵を受けるために宗教的になる必要はありません，ただスピリチュアルになればよいのです．スピリチュアリティには，あなたが心に描くどのような形でもよいのですが，高次の力との結びつきを必要とします．瞑想，詩を書く，自然と結びついたり，人生の意味を求めて同じ考えの人々の一員となったりすることが含まれます．

PNES 患者にとっての利益：スピリチュアリティや祈祷は依存症，うつ病，トラウマ，悲嘆や死別などの際にしばしば使われます．たとえどんなやり方を選択したとしても，スピリチュアリティや祈祷は不安や抑うつを軽減するのに大いに役立つでしょう．

副作用：もちろんありません．

PNES 患者メモ：もしあなたが向いているのならば，スピリチュアリティや祈祷は感情的な傷を癒し，あなたに人生の意味を教えてくれるのでよいオプションかもしれませんが，専門的な健康の治療にとって代わるものではありません．

■その CAM はあなたに合っていますか？

30 年以上前には代替・補完療法はヘビのオイル売人によって宣伝販売されていた，「風変わり」で危険な「治療」だったのが，今では多くの伝統的な西洋医学者にとっても時に有用なものに考えられるまで変化しています．多くの米国人はもはや薬物療法や外科手術に主眼点をおいている伝統的な西洋医学がすべての解決を提供できるとは信じていません．代わりに，予防的で身体の自然な成り行きと協調して作用できたり，単にストレスを減らしたりリラックスを強めることで人々を再び健康な状態に戻すような方法の時代が来ているのです．

しかしながら，いつもバランスの問題が生じてくるのです．すなわち，現在の状況ではどのような種類の療法があなたの体に最も効果があるのか，そしてそのなかでどれだけ力をおくべきなのか？　安全に治療法を併用することができるのはどれなのか？　どの療法はやらなくてよ

いのか？　完全に無視してよいのはどれか？　などです．個人の状況はとても個別性が高いためこれらに対する明確な回答はありません．あなたが信頼できる医師をみつけて，問題を解決するためにあなたが行っていることや摂取しているものすべてをちゃんと医師に話して，アドバイスを厳守するというのが私のアドバイスです．この章で私たちは身体と精神をケアし育てる今日の新しい治療法を見てきました．結論としては，あなたを不快にさせるものはせずに，やってみる前には常にその安全性を確認するように気をつけておきましょう．

Chapter 8

健康な頭は健康な身体を必要とする

A healthy mind needs a healthy body

あなたの体を大事にしなさい．あなたが生活することができる唯一の場所なのだから．

ジム・ローン

◆ ◆ ◆

　今ではあなたは，PNES は精神療法や薬物療法によってまず治療される心理状況であることはよく理解できているでしょう．しかし，メンタルヘルスにおける身体の役割を忘れてはいけません．身体が貧困にむしばまれていたり，運動不足だったり睡眠不足のときには不安や抑うつ，もちろん心因性発作もより容易に引き起こされますし症状もひどくなります．このため不適切な食事や過度の運動不足や睡眠不足はすべてストレッサーとなって身体にも精神にもネガティブな影響を与えます．一方でそれはよいニュースでもあって，つまり反対のこと，栄養の豊富な食事を摂って，定期的に運動をして，よく眠ると不安や抑うつ症状は和らいで PNES がコントロールできるようになるということなのです．
　簡単にいうと，健康な身体はよいメンタルヘルスを促進し，不健康な身体は PNES をより悪くするのです．ですので，あなたの身体の健康をとても大事にするようにしてみましょう．そうすれば，身体的にも精神的にも改善を感じられます！

このことを頭に入れて,さあ,食事や運動,睡眠などのすべての重要なトピックを眺めてみましょう.

食事

身体的にも精神的にも高い品質の燃料を供給されたとしたら両者ともよりよい活動ができるようになり健康な状態を保てることは,栄養学の専門家ならば認めるところでしょう.定期的に消費している食事がよきにつけ悪しきにつけ気分や頭の明瞭さや集中力にはっきりとした影響を与えることもまた知られています.この点を頭に入れて,以下に示す,身体的・精神的な健康を改善・保持するための食事のDoとDon'tのリストを読んでみましょう.

Do リスト

- **新鮮な野菜,果物,脂肪の少ない蛋白質,オリーブオイルなどを多くとり入れたバランスのとれた食事を食べましょう**

最近の研究によると,地中海式の食事はうつ病のリスクを減らす能力があるようです.1万人以上の人々を4年半以上観察した2009年のスペインの研究によると,地中海式の食事をした人はしなかった人に比べてうつ病になるのは30%以上少なかったようです[24].

ギリシャ,イタリア,南フランス,中東,その他の地中海エリアが起源の地中海式の食事は植物(野菜,果物,全粒の穀物,豆,木の実)をできるだけ新鮮な形で食べて,そこにチーズ,ヨーグルトやオリーブオイル(バターやマーガリンの代わりに)を加えて食べるやり方です.週に数回は適量の魚や鶏肉や卵を食べますが,甘いものや赤身の肉(牛肉や羊肉)は制限しましょう.

---

24 Sanchez-Villegas A, Delgado-Rodriguez M, Alonso A, et al. Association of the Mediterranean dietary pattern with the incidence of depression : The Seguimiento Universidad de Navarra/University of Navarra Follow-up (SUN) cohort. *Arch Gen Psychiatry* 2009 ; 66(10) : 1090-8.

- **朝食を含む少量の食事を，5〜6回にわけて毎日食べてみましょう**

血糖値を安定させるのは身体だけでなく気分も落ち着かせます．これを実践するために，朝起きたら1時間以内に朝食を摂って，1日に5〜6回少量ずつの食事をして食事の間隔を短くしてみましょう．あなたの身体は，食事をとることは安定していて空腹などは関係ないというメッセージを受け取るので，食事に関連した不安や抑うつは感じなくなるのです．

- **冷たい海に住んでいる脂肪分の多い魚をたくさん食べるか，オメガ3脂肪酸サプリメントを摂取する**

オメガ3脂肪酸は気分を安定させる作用があり，特にうつ病と関連しているのが知られています．オメガ3脂肪酸は血糖値を制御しホルモン機能を改善し，エンドルフィンの血中濃度を上げます．週に2〜5回は冷たい海に住む脂肪分の多い魚（例；マグロ，サバ，ニシン，サケ）を食べましょう．魚を食べないならば，オメガ3脂肪酸を含んでいる植物の，クロクルミ，シロクルミ，枝豆などを食べてみたり，オメガ3脂肪酸のサプリメントを毎日使ってみてはどうでしょうか？（オメガ3脂肪酸については第6章参照）

- **マグネシウムを含む食べ物をたくさん食べる**

マグネシウムは血糖値，神経伝達，筋収縮や筋弛緩を制御するなど体内で多くの役割を担っています．マグネシウムが低すぎると，血糖値が欠乏し，疲労，低エネルギー，こむら返りや気分の変動などが起きます．マグネシウム欠乏はうつ病と関係していて[25]，多くの症例ではマグネシウムサプリメントの使用でうつ病が改善したと報告されています[26]．

毎日，マグネシウムを沢山含んだ食事を摂ってください．小麦麦芽，全粒粉，木の実，暗緑色の葉の野菜，豆類，エンドウ，豆腐，魚などはマグネシウムが豊富です．

---

25 Derom ML, Sayon-Orea C, Martinez-Ortega JM, Martinez-Gonzalez MA. Magnesium and depression : a systematic review. *Nutr Neurosci* 2013 ; 16(5) : 191-206.
26 同上

• **カルシウムとビタミンDを含む食べ物をたくさん食べましょう**

　カルシウムとビタミンDは骨を作り維持することで知られていますが，気分を維持するのに役立って時には改善することもあります．カルシウムは神経伝達において必要であるのを知っているのであればこれは驚くべきことではありませんが，カルシウムはさまざまな酵素システムにおいて作用し，適切な血圧維持に役立ちます．一方，ビタミンDはうつ病と関連している脳の領域に影響を与えます．カルシウムとビタミンDのサプリメントによって気分が高揚し[27]，不安や神経質や気分の変化も改善したという研究もあります．

　カルシウムは主に牛乳，チーズ，ヨーグルトなどの乳製品のなかに含まれていますが，カルシウムを強化した豆乳やオレンジジュース，缶詰のサケやイワシ(骨まで食べられます)にも豊富に含まれています．十分なカルシウムを摂取するためには，あなたが習慣的に乳製品をとらない限り，最大1,200 mgまでのサプリメントを摂取する必要があります．

　ビタミンDは肝油，脂身の多い魚や卵に含まれていますが，食事で摂取するよりも日常的に太陽の光を浴びることのほうが重要なのです．それはつまり，紫外線が皮膚を刺激すると，身体自身がビタミンDの供給を始めるからです．太陽の光を浴びる機会の少ない人(太陽の光が少ない地域に住んでいる，日除けを日常的に使っている，多くの時間を部屋の中で過ごす)は毎日ビタミンDのサプリメントを2,000〜4,000 IU摂取する必要があります．

• **亜鉛を含んだ食べ物を摂りましょう**

　身体のなかの200以上の酵素のきわめて重要な部分である亜鉛はインスリン，甲状腺ホルモンなどの多くのホルモンにとって重要で，免疫機能で重要な役割を担っています．この重要なミネラルが欠乏するのは，うつ病，ホルモンのバランス不良，低い免疫機能などと関係しています．

27　Kaymar A. Elevation of mood with calcium and vitamin D. Paper presented at the 95th Annual Meeting of the American Psychological Association, New York City, August 31, 1987.

牡蠣，シーフード，卵，全粒穀物，乾燥豆，エンドウ，レバーなどに亜鉛は多く含まれています．

- **ビタミン B を含む食べ物を摂りましょう**

ビタミン B 群(チアミン，リボフラビン，ナイアシン，B_6, B_{12}, 葉酸)の欠乏はうつ病と関係しています．特にビタミン B_{12} と葉酸は気分にとって重要な脳内の神経伝達物質の生成に必要です．幸いなことに，豆類，ブロッコリー，カリフラワー，ホウレンソウ，オレンジジュース，玄米，ピーナッツ，全粒穀物，鶏の胸肉などはたくさんのビタミン B 群を含んでいるので，日常の食事で容易にたくさんのビタミン B 群を摂取できます．

- **お腹がすいたり，低血糖のサインを感じたらできるだけすぐに食べましょう**

もしあなたがフラフラ，イライラ，ヨロヨロするなど，弱ったと感じたら，血糖値が低すぎるサインなのです．低血糖は不安，抑うつ，イライラや気分の変動の原因によくなります．高タンパクで繊維の豊富な食べ物や軽食を速やかに摂って，血糖値を安定させてください．

- **脱水状態にならないようにしましょう**

水分は体内の湿潤を保ち，体液のバランスを整え，活力を増やし，消化を改善し，毒素を洗い出します．

Don't リスト

- **高血糖や高炭水化物の食べ物を食べない**

砂糖や甘い食べ物，ケーキ，クッキー，食パンなどのような炭水化物を食べることで急激な血糖値の上昇とその後の急激な低下が起こり，抑うつ，イライラ，不安などの誘因となります．高タンパク，食物繊維の豊富な食べ物の場合は，血糖値の上昇のカーブは緩やかになって，血糖値の上げ下げはゆっくりとなります．できる限り，甘くてデンプンを含んでいる食べ物は制限しましょう．タンパクを含んだ食べ物(魚，家禽，肉やチーズ)と，もしくは高繊維の食べ物(新鮮な野菜や全粒穀物)をいつもの食事や軽食の際に摂るようにすると血糖値を安定したレベルに保

つことができるようになります．

- **早食いしない，食事を抜かない，食事を制限しない**

食事を早く食べたり，抜いたり，あまりにも少量しか食べなかったり，制限したりすることは低血糖をすぐさま起こし，不安やイライラ，抑うつなどが必然的に続いて起こります．十分なカロリーがあるにせよ，食事制限は不安や抑うつと関係しています．ですので，どうぞ満足するだけ十分に食べましょう．あなたは健康的な食べ物をできるだけ自然なままで食べてお腹がいっぱいになるということを確認してください．

- **過剰にカフェインやカフェイン飲料を摂らない**

カフェインは「闘争か逃走か」反応と関係したホルモンであるアドレナリンの分泌を刺激するため，不安やイライラやピクつきを起こすことがあります．PNES の患者はカフェインを避けるべきというのはこれだけで十分な理由になります．しかし，その他にも少なくとも 2 つの理由があります．すなわち，カフェインは血糖値を下げて不安や抑うつに似た状態を引き起こしえます．また，カフェインは排尿を促進するため，気分の調整に重要な，ビタミン B 群，マグネシウム，亜鉛の排泄が助長されてしまいます．

あなたがコーヒーやソフトドリンクの愛飲家だったら，最初の 1 杯以外は市場に出回っているノンカフェインの代用品にスイッチするのもよいでしょう．

- **アルコールを飲まない**

アルコールは中枢神経抑制薬の一種で，うつ病を引き起こし，どうしようもなさや絶望の感覚を強めますし，怒りやイライラも引き起こします．さらに悪いことに，アルコールを分解・吸収するためにあなたの身体は，気分のコントロールに重要であるビタミン B 群，ビタミン C，マグネシウム，亜鉛を大量に犠牲にしてしまい，栄養失調や抑うつなどのリスクが高まります．アルコールを完全にやめたり，限られたときにだけ飲むことは意味があります．

最後に，椅子に座って食事や軽食を楽しむことです．食事の間は食べ

Chapter 8 健康な頭は健康な身体を必要とする

物や一緒にいる人に集中をしてその他のことはすべて忘れてしまいましょう．食事の最中にはテレビを見たり，電話をしたり，メールをチェックしたりインターネットをしたりするのはやめましょう．まさしく，食事をよく味わってください．注意深く食事をとるようになれば，以前よりもすばやく満たされて，より食事を楽しめるようになるでしょう．

注意 もしあなたが重篤な健康上の問題をもっているのならば，管理栄養士に相談することを考えてみましょう．あなたに合った食事のプランを考えてくれるでしょう．

運動

健康を達成・維持したい人にとって運動が不可欠なのは皆さん知ってのとおりです．とりわけ運動をすることで，スタミナがつき，身体のバランスが改善し，心肺機能が強まり，血圧は下がり，血液中の脂肪分も減少し，骨格筋も強くなり，体内の脂肪分も減ります．しかし，不安，緊張，疲労，イライラ感や抑うつを減らすのにも運動は本当に役に立つのです．実際，有酸素運動(心拍数が速くなり呼吸が深くなるような運動)は，ストレス誘発性の緊張に対して，最も効果のある「治療法」の1つなのです．なぜならば，有酸素運動はストレスホルモンを燃焼させ，硬く凝り固まった筋肉を緩めるからです．有酸素運動はエンドルフィンの分泌を促進して，抑うつ症状を緩和し，健康の感覚を高めてくれます．

もしPNESのために運動を控えていたり運動できる種類を制限するよう指示されているとしたら，あなたは困惑してしまうかもしれませんね．でも，あなたに心因性の発作があったとしても，運動してもよいですし，むしろするべきなのです．しかし，スカイダイビングやラペリング(山などの高いところからロープで降りること)のような危険なものはダメです．また，発作があまりコントロールされていない時には水泳やカヤック，ヨットセーリング，自転車(注：日常的なものではなくス

ポーツ的な要素が強い)やローラーブレード(特に交通往来のなかでは)も危険となりえます.

　一般的に大まかにいえることとしては,あなたがやろうとしている運動は安全なのかを確認しましょう.医師に相談したり,もし必要ならばフィットネスの専門家と一緒にやってみましょう.次に,あなたがやっている運動の種類にもよりますが,安全対策のための備品を身に着けてみましょう.ヘルメットや膝・肘当てがあったほうがよいかもしれませんし,自動で止まる機能のあるエクササイズマシーンを使うのもよいでしょうし,床にマットを敷いたり,誰かと一緒にやったり,パーソナルトレーナーと一緒にやるのもよいかもしれません.その他の安全な運動の基本的なルールとしては,水分補給を忘れずにウォームアップをしてゆっくりと初めて徐々に運動の強度を高めていって,休憩をとって,最初からあまりにも飛ばしすぎないのが大事です.このような一般的なルールに従うことで,あなたは安全に運動ができて,よい体調を維持することができます.

重要!

　新しい種類の運動や新しい運動プログラムを始める前には必ず主治医に相談しましょう.

■ よい運動プログラムの要素

　あなたが安全に実行できて体調を整え,不安や抑うつを軽減するような運動の種類は本当にたくさんあります.あなたにとって最も安全で素晴らしい運動を選択するときに思い浮かぶのはどのような種類の運動なのかよく考えてみましょう.ここにいくつかの例を挙げます.
- 早歩きする
- 軽いペースでのジョギング
- ヨガ(第7章参照)

- 太極拳
- ピラティス
- 負荷の少ないエアロビクス
- ズンバ
- マーシャルアーツ（スパーリングは除く）
- ダンス
- ガーデニング
- 家事，特にホウキ，モップ，掃除機などを用いたもの

　よい運動プログラムは5つの基本的な要素が含まれるべきで，あなたがどのような種類の運動を選択しようとも，それらは含まれるべきなのです．それらの要素とは，ウォームアップ，有酸素運動，筋力トレーニング，ストレッチ，クールダウンです．

- **ウォームアップ**：血流をよくし，筋肉内の体温を増やすためにも本格的な運動をする前に最低でも10分は軽めの運動をしましょう．そうすると体が本格的な運動に向けて準備状態が整います．
- **有酸素運動**：このような運動はしっかりやると不安や抑うつを減らし，心拍数を速め呼吸はより速くより深くなります（そして，また汗をかくようにもなります！）．速いペースでのウォーキング，ジョギング，ランニング，徒手跳躍運動，縄跳び，ダンス，サイクリングなどはすべて有酸素運動として適しています．
- **筋力トレーニング**：筋力トレーニングでは，重力やウエイト，水あるいはあなた自身の体重などの負荷に反発する力をつけることで，立派な筋肉ができ上がります．このような運動は筋肉だけでなく，骨格や腱，靭帯も強化することができます．バンドを使ったエクササイズやアイソメトリックス，腕立て伏せや足上げなどもすべて筋力を強化するトレーニングです．
- **ストレッチ**：ストレッチを行うことで，筋肉，関節，腱，靭帯などの柔軟性が維持・強化されます．そしてこのような運動は緊張やストレスを和らげます．ストレッチの最もよいやり方としては，ゆっくりとストレッチの姿勢をとって，リラックスした状態で最低でも45秒は

そのままの姿勢を保つことです．ストレッチはともするとふさわしくないやり方になってしまってダメージを受けることがあるので，訓練を受けている専門家から正しいストレッチ法を習っておくことが重要です．どのようにしてやるのかがわかったら自分一人でストレッチできるようになります．ヨガやピラティス，多くのダンスでは沢山のストレッチや柔軟体操が含まれています．
- **クールダウン**：運動の終わりにはペースを落としてトレーニングの激しさを休める時間になります．これによってあなたの体は減速して正常な状態に戻ることができます．数分間，いつものペースのウォーキングをしてみたり簡単なストレッチをするので十分でしょう．

体育っぽくないエクササイズ

あなた向けによくデザインされた運動プログラムがあることは理想的ですが，すべての運動をこのようなやり方でやる必要はないのです．大げさではなくあなたの日常生活に取り入れられるようなちょっとしたエクササイズが沢山あります．いくつか例を挙げます．

- テレビ番組を見ている間，エクササイズマシーンを使う（信じられないほどあっという間に時間は過ぎます！）
- 建物の入り口から離れたところに駐車する
- 車は使わずに歩いたり自転車に乗る
- オフィスのドアを閉めて，ランチタイムにヨガやピラティスをやってみる
- 万歩計を身に着けて，1週間ごとに歩数が増えているか確認してみる
- もしあなたに赤ちゃんがいるのならば，家の周りで乳母車を押しながら散歩してみる（赤ちゃんもよく眠れるようになるなどの効果もあります！）
- 子どもがサッカーをしているのであれば，その最中にフィールドをキビキビと歩いてみる

このような種類の運動の最も素晴らしい点は，あなたが運動していることを自覚していないということです．そう，あなたは何となくやって

いるだけなのです！ でも，その恩恵はあなたが受けるものなのです．

> **PNES 患者のためのマーシャルアーツ**
>
> 　柔道や空手のようにアジア地域が発祥で，戦闘と自己防衛の技術とされるマーシャルアーツは，PNES の患者で，身体的あるいは性的な虐待を受けた人には特に有効です．なぜならば，マーシャルアーツはあなたの身体と心と現在の状況を大切にするのを奨励するからです．これは完全に犠牲者となったり，コントロール不能に陥るのとは異なることなのです．
>
> 　訓練や柔軟性やバランスや筋力トレーニングはマーシャルアーツの重要な要素ではありますが，マーシャルアーツには単なる運動以上のものが含まれているのです．自己防衛の方法を学ぶことで制御できる感覚が強まります．すなわち，あなたは脅威の可能性を正しく評価して自分自身を守ることができるようになります．より熟練すると，倫理的な感覚も強まり奉仕についても学ぶようになり身体と精神の健康な結合を作ることができて，同僚や先生を含むソーシャルネットワークの一員となることができるようになるでしょう．その他にも色々な成功（例：動作やコンビネーションを学ぶ，公共の場でテストを受ける，黒帯やトロフィーを得る）が期待でき，これらはあなたを進化させます．エイッと掛け声（呼吸に合わせて大きな声を出す）を出すたびにあなたの自信は強くなっていくのです！

たとえ，あなたがスポーツ選手じゃないとしても

　忘れないでください．あなたが運動が得意でなかったり好きでなくても，それは変えられます！ 大人になったわれわれは皆が才能のあるスポーツ選手というわけではないのですから．あなたはドッジボールをやったことがあるかもしれませんし，野球でバントしたかもしれませんし，命がけで走ったりしたかもしれませんし，ほとんどの時間を温かい

ベンチに座って過ごしていたかもしれません．しかし，だからといって永遠に運動をしない人で居続ける必要はありません．

　本当にあなたが好きな運動に注目してみましょう．例えば，ダンスが好きならばズンバ，インドアのサイクリングエクササイズや，ヨガ．そして，現実レベルでの想像をしてみましょう．例えば，あなたがその運動を始めたばかりだったら，まだエキスパートではないでしょうし，それを長年よく知っているわけではないですよね．ですので，ベストを尽くして，あなたのやり方で得た小さな進歩を喜んでみてください．これは体育の授業ではないのです．これはあなた自身のためなのです．大人であるあなたは自ら好きな運動を選んで自分のペースでエクササイズすればよいのです．

睡眠

　睡眠不足は気分の低調と切り離せない関係があります．睡眠不足は抑うつ気分や不安をすぐにもたらしますし，睡眠不足はこれらの気分の問題の症状としてもしばしば起こります．抑うつや不安を抱える人々は，平均的な人よりも長くベッドで時間を過ごしているにもかかわらず，よい睡眠を得ることができていないことが多いのです．あまりにも眠れないと集中力低下などの様々な深刻な結果が起こることがあります．集中力低下は事故のリスクが高まり，免疫機能が弱まり，体重は増え，循環器系の問題，早い老化，睡眠薬やカフェインへの依存などが引き続いて起こります．良質でない睡眠の別な側面としては，過眠もありますが，これもまたうつ病のサインとなりえます．

Do リスト

- **あなたの体が本当に必要としている睡眠はどれくらいなのかを理解しましょう**

　ここ 2 週間の自分自身と自分の気分に関して観察してみましょう．そして，あなたの体にとってどれくらいの睡眠時間が理想的なのか決めてみましょう．皆それは異なります．すなわちある人は一晩 9 時間以上必

要かもしれませんし、ある人は6時間以下かもしれません。あなたの体が必要とする理想的な睡眠時間が決まったら、それが得られるようスケジュールをアレンジしてみましょう。忘れないでほしいことですが、おそらく寝つくのには30分必要でしょうから、あなたがベッドに入る「正しい」時間を決める前に、その時間を考慮する必要があります。また、もしあなたが抑うつ状態だったら、もっと長く寝ていたいと思うかもしれませんが、ベッドにいるのは9時間以下にするようにしましょう。

- **毎日同じ時間に起きたり寝たりしましょう**

　われわれのほとんどは、特に平日に睡眠不足の場合には、週末には「寝こんでいたい」誘惑にかられるでしょう。しかし、週末にいつもより1~2時間遅く目覚めるのは、「体内時計」を先に進めてしまい、1日の始まりが遅れてその夜に眠りたくなるのが遅くなってしまいます。もしあなたが永久的に睡眠スケジュールを2時間先にすることができるのであればそれでもよいかもしれません。しかし、月曜日の朝は必ずやってくるのです。たとえ日曜日の夜に眠る時間がいつもよりも遅くても、あなたは早く起きないといけないのです。逆に、仮に日曜日にいつものように眠りたいと思っても、なかなか寝つけないかもしれません（「日曜日の夜の不眠」というよくある状態）。あなたの「体内時計」が混乱するのを避けるためにも毎日同じ睡眠スケジュールを続けましょう。

- **寝る時間になったら部屋を暗くして静かにしましょう**

　騒音や光は最も睡眠を阻害するものですから、それらを除去するようベストを尽くしましょう。光はメラトニン（睡眠ホルモン）をセロトニン（「覚醒」ホルモン）に変換してしまうため、寝室を暗く保つのは本当に重要です。部屋を暗くするためのブラインドや厚地のカーテンを使ったり、寝室のドアを閉めてみましょう。車やバイクの騒音や犬の鳴き声を避けるために、背景の雑音を安定して静かにさせることのできるファンやホワイトノイズマシンを使ってみるとよいでしょう。

- **寝室をひんやりさせましょう、ただし、冷やしすぎてはいけません**

　睡眠中にはあなたの体温は少し下がりますが、このマイルドな体温低

下は睡眠を促し維持します．もしあなたの寝室が暑すぎたり，あなたが沢山の毛布をかけていたら，あなたの体温は寝つくのには高すぎるのかもしれません．反対に，体を冷やしすぎてもいけません．すなわち，温かくなろうと，体をボールのように丸めてしまって緊張や筋肉の収縮が起こるからです．寝室の気温は 18～22℃ が推奨されます．

- **マットレスや枕を快適なものにしましょう**

マットレスが固すぎたりデコボコしていたり適切に背骨をサポートしないようなものだったりすると，よい睡眠は大いに邪魔されてしまいます．枕も同様で，固すぎたり，柔らかすぎたり，不快なものなどはなんでも同じです．あなたの睡眠環境に注意を向けてみて，必要ならば交換してみましょう．

- **ベッドは睡眠かセックスのためだけに使う**

テレビを見たり，メールをしたり仕事をしたり食事をしたり子どもやペットと遊んだりなど，寝る以外のことをベッドの上でやる人はたくさんいます．その結果，脳はリラックスや睡眠の代わりにそのような活動とベッドを結び付けてしまいます．そして突然それらの活動を止めて，寝返りを打って寝つくことなどは困難になってしまいます．ですから，そのような活動は家の別の場所でやるのにとどめておきましょう．そして，リラックスしたいときやセックスするとき，眠りたいときにのみ寝室に行くようにしましょう．

- **寝つく 1 時間前からリラックスする**

眠る直前まで洗濯したり，お弁当を用意したり，お皿を洗ったり，運動をたくさんやったりその他たくさんのことをするのは，良質な睡眠にとってよくない方法です．その代わりに，可能なときにはいつでも，眠る前にリラックスする時間を作りましょう．激しい運動やその他，精神的に中等度以上刺激するようなものは避けましょう．TV や PC の電源を落として，灯りを消して，ソフトな音楽を聴いてみて，温かいお風呂（ただし，熱すぎないように．体温を上げすぎるのは身体が望んでいないはずです）に入ってみましょう．ひょっとしたらヨガを少しとか，今取り組んでいるいくつかのリラックスエクササイズをしてみるのもよい

でしょう．眠る前の軽い読書を楽しむ人もいます．あなたにとってよいものが何であれ，寝ようとする前に徐々にそれを止めてリラックスしましょう．

Don't リスト

・**眠る前にたくさん飲み物を飲まない**

　寝る前にたくさん飲めば飲むほど，夜中にトイレにいきたくなってしまうでしょう．そして，中途覚醒が増えれば増えるほど再入眠は困難になることも意味しています．寝る時間の少なくとも2時間前からは飲むのをやめましょう．

・**ボリュームのある食事を寝る直前には摂らない**

　眠る1〜2時間前に，ボリュームのある食事，特にたくさんの脂肪分を含んでいるものを食べると，リラックスして脱力する時間になっても消化するために体は働き続けてしまいます．眠る前に軽い食事をするのを好む人がいます．もし本当に睡眠に役立っているのであれば，それはよいでしょう．もしそうでなければ，眠りにつく1〜2時間前からは食事を控えて，眠る前に消化という「大変な仕事」を身体が終えるような時間を与えてください．

・**寝る前にアルコールを飲まない**

　リラックスして寝入りやすくする目的で寝る前にほんの少しのアルコールを飲んだことがあるかもしれません．しかし，アルコールは正常な睡眠周期に影響を与えて頭痛を起こすため，元気を回復させるような質のよい睡眠には逆効果なのです．眠りを促すために「寝酒」という習慣を容易に形成しやすく，これはアルコール依存の始まりにもなりかねません．アルコール依存でなくても，アルコールは抑うつ症状を増悪します．これらの理由から，睡眠目的でアルコールを摂取するのは控えるべきです．

・**特にカフェインやカフェイン飲料は寝る時間近くになったら摂取しない**

　カフェインの不安や血糖値へのネガティブな影響に関してはすでに話

はしました．よく知られているようにカフェインは抗睡眠作用があることからも避けたほうがよいのです．もしあなたがカフェインに敏感ならば，午後にカフェイン飲料を1杯摂取しただけで，その晩はよく眠れなくなるでしょう．カフェインはコーヒーや紅茶やソフトドリンクだけでなく，チョコレートやココア，頭痛止めの市販薬や処方された薬などにも含まれていることには注意が必要です．

- **可能ならば，昼寝はしない**

あまりよく眠れなかったら，次の日の昼寝はとても魅力的なものかもしれません．しかしながら，特に昼寝が長すぎる場合は，睡眠スケジュールをさらに乱すことになってしまいます．あなたの普段の眠る時間まで起きていて，疲れてすぐ眠るのが理想です．しかしながら，疲れすぎて仕事ができないような場合にはアラームを1時間で設定して昼寝をしましょう．そして，アラームが鳴ったら必ず起きるのです．「体内時計」をシフトさせるのを避けるためにも昼寝は朝や夕方や寝る時間近くではなく，午後3時ころにとるのがよいでしょう．

- **眠れないときには 30 分以上はベッドに横にならない**

30分以上眠れないと感じたら，起き上がって寝室を出ましょう．脳がベッドと睡眠を関連付けるのが目的であって，起きたままベッドに横になっているのは逆効果になってしまいます．居間に行って，読書したり心地よい音楽を聴いたり，洗濯物をたたむなどの，ありふれた頭を使わないことなどをやって過ごしましょう．温かい紅茶や牛乳を飲んでみるのも試してみましょう．眠気を感じてきたら寝室に行ってみましょう．30分以上たってもまた眠れないときは同じことを繰り返してみましょう．この「訓練」には何日もかかりますし何度も繰り返されるので，辛抱しないといけません．しかし必ず効果はでますから，努力をする価値はあります．

これらの努力がすべて無駄に終わったら，睡眠の問題に関して医師に相談してみましょう．睡眠障害を除外するために検査で睡眠の評価が必要かもしれません．あなたの睡眠が改善するかどうか短期間，医師は睡眠薬を処方してくれるかもしれません．睡眠薬を使用するにせよしない

にせよ，よい睡眠衛生の原理に従うことは本当に重要で，正常な睡眠サイクルを確立する鍵となるのです．

ほどけない関係：身体と精神の健康

　精神と身体は2つにわかれた物ではありません．あなたという複雑なものを構成する2つの部分なのです．よきにつけ，悪しきにつけ，片方はもう片方に必然的に影響を与えるのです．あなたの思考，感情，行動が身体に影響を与えるように，あなたの現在の身体自身が，あなたの考え方，感情や身体に影響を与えるのです．簡単にいえば，健康的で，幸せで建設的な生活を送るためには身体も精神の健康を育み，維持し，保持しなくてはいけないのです．感情的，精神的な問題を改善しPNESからリカバリーする努力のためには，体のことを忘れてはいけないのです．身体はとても強力な味方になってくれますが，あなた自身の身体への注意，ケア，愛情が必要なのです．それは毎日のことなのです．

Chapter 9

PNES とともに生きる

Living with PNES

　　あなたがすべての日々を生き生きと生きていけますように
　　　　　　　　　　　　　　　ジョナサン・スウィフト
◆　◆　◆

　いうまでもないことですが，PNES を抱えた生活というのは，感情的にも身体的にも明らかに大きな影響があって，困難なものになります．PNES はあなたの自立や QOL にも影響を与える可能性をもっています．心因性発作は予測できずに起こるので，発作が，快適でも安全でもないような場所で起こるのを恐れて，あなたはますます多くの活動から身を引くようになるかもしれません．しかも，PNES はよく知られていませんし理解されていませんから，それを他人に説明するのは困難ですし，発作に対して他の人がどのような反応を示すのかおそらく心配でしょう．時々あなたは，このような病気を抱えた世界でもただ 1 人の「年をとったアヒル」のように自分を感じるかもしれません（大丈夫，あなたはそうではありません）．

　しかし，私は多くの PNES の患者が発作のエピソードの克服に向けた前向きな姿勢をもちながら，幸せで，満足感に満ちた穏やかな「平常な」生活を送っているのを繰り返し見てきています．もちろん，PNES の克服に向けて色々とやってみる一方で安全面や毎日の生活場面での現

実問題のコントロールにもさらなる注意を払う必要はあります．しかし，あなたの豊かな人生に向けた努力を見失ってはいけないことはよく覚えていてください．

それではあなたに関連するかもしれないいくつかの問題をみてみましょう．

◼︎安全

安全のために，まずあなたが最初にしなくてはいけないのはあなた自身の典型的な心因性発作について目撃者から詳しい情報を得て，その情報をあなたの生活において重要な人物と共有することです．そうすれば，発作が起きても，あなたの周りの人は恐れずにあなたをうまく助けてくれるでしょう．

次に，発作の間にあなたが怪我をしてしまいそうなものは何でもその危険性を減らす必要があります．まずは家の中から始めてみましょう．あなたが選択すべき対処や方法は，あなたの発作の症状によるというのは覚えておいてください．例えば，あなたの症状が，腕が麻痺するとかあなたの身体が硬くなるなどの症状だけだとしたら，あなたは特に何かを変える必要はないかもしれません．しかし，あなたが倒れてしまったり激しい動きを伴うような場合には，おそらくもう少し大規模な対策が必要かもしれません．以下に示す提案は，ボーッとしてしまったり倒れたり，その他危険を伴う可能性のある症状がある場合に向けられたものです．

注意 このような対策は，あなたが発作をコントロールできるようになるまでの一時的なものに過ぎないのを忘れないようにしましょう．決して目標を見失ってはいけません．

◼︎怪我を防ぐ

1オンスの予防は1ポンドの治療に匹敵します．あなたの環境が安全なのを少し確認してみてください．発作中に晒されるかもしれない危険を最小限にするために以下に示すいくつかの対策をとってみようと決め

Chapter 9　PNES とともに生きる

るかもしれません．
- 家具の尖った角や壁の尖った端にパッドをあててみる
- 厚い絨毯やマットを床に敷く
- 倒れて火事を起こしてしまうかもしれない直火や暖房は避ける
- 料理のときは火ではなく，電子レンジの使用を考える
- ストーブやオーブンから熱いものを取り出すときには特に気をつける
- 入浴やシャワーのときには家に他に誰かがいるようにする
- 必要時に他の人があなたを助けに中に入りやすくするために浴室のドアはロックせずに「入浴中」の札を掲げる
- 浴室の床や固い部分（洗面台やバスタブ）に保護パッドを貼ってみる
- 急勾配の階段を避ける
- 可能なときにはエスカレーターではなくエレベーターを使用する
- 歩道を歩くときには道路から十分距離をとる
- 電車が到着するまでプラットフォームでは後ろで待っている

　安全のためのお勧めの行為の完全なリストは Epilepsy Foundation の Web サイト（http://www.epilepsy.com/）にあるのでそちらを参照してください．しかし，あなたの状況に本当に合っていると思われる安全策を 1 つだけ覚えておきましょう．安全対策をやり過ぎる必要はありません．

■応急手当

　発作の間に必要な応急手当はあなたの発作症状によります．例えば，もしあなたの発作が単にボーッとするだけだったら，あなたが「元に戻る」までの間に他の人に一緒にいてもらって安全な状態を保ってもらえばよいのです．しかし，もしあなたの発作がもっと激しいものだったら，倒れないようにしたり，何かにぶつかったりしないようにしたりなどを，発作が終わるまで誰かにやってもらう必要があります．発作で怪我をしない限りは救急車を呼ぶ必要もありませんし，病院を受診する必要もありません．実にたくさんの人が PNES のあとに当たり前のように病院に運びこまれているのを知ってあなたは驚くことでしょう．

　「安全第一」の考えがこのような行為の背景にはあるのでしょうが，

発作のたびに病院を受診するのはPNESの患者さん自身にとって本当によくないのです．救急受診した場合は不必要な検査や治療を受けるリスクが高くなり，それはあなたの健康にとってよくないからです．本当は必要のない治療や検査に対してとても高額な医療費を支払う必要もあるかもしれません．

簡単にいうと，**発作で転倒したり怪我をしたりその他何らかの医学的な合併症が併発しないかぎりは，病院に行く必要はありません．**

病院にただちに運び込まれないためにも，次の発作を起こす**前**に次のいくつかを実行してみましょう．

- あなたの周りの人（家族や友人，同僚など）に発作を起こしても怪我をしたり，合併症を起こしていない場合は病院に連れていかないでほしいと伝えておく
- ブレスレットやペンダントにあなたの病状を説明した医療情報を載せておく（例：転換性障害やてんかんの発作ではないこと）
- 非てんかん性発作であること，いくつかの典型的な発作について述べていて，救急受診する必要はないことを説明してあるラミネートカードを持ち歩くこと

カードにはこのように書いてみるのもよいでしょう．

> **例** 私は心因性非てんかん性発作と呼ばれる症状があります．発作が起こると，典型的にはボーッとして反応がなくなります．時々，左側に麻痺を感じることがあります．私は話すことはできませんが，あなたの言っていることは聞こえていますし理解もできています．
>
> 私が座って休めるような場所を探してくれればそれで十分です．素早く歩けないかもしれませんし，よろよろ歩きになるかもしれません．私が怪我をしたり，合併症を起こしたりしていない限りは，**どうか救急車を呼んだり病院に連れていかないでください．**私の夫のローレンス（電話番号を記載しておく）に電話をしてください．ローレンスが到着するまで誰かがそばにいてくださるようお願いします．ご協力ありがとうございます．

このような対策をとっているにもかかわらず，発作が起きたときには救急車を呼ぶと主張する人がいるかもしれません．もしそのようなときにはラミネートカードかブレスレットやペンダントをできるだけ早く救急のスタッフに見せましょう．もしかかりつけの心理士や精神科医やセラピストがいるのであれば，その人たちに頼んで救急のスタッフにあなたの病状をより詳しく説明してもらうのもよいでしょう．

現実的問題

PNESと新たに診断された途端に，運転，就労，就学，障害年金の申請などが突然問題となります．あなたはいくつかのことをあきらめてしまったかもしれませんが，他の多くのことはあなたの人生の重要な一部分であり続けることができますし，そうであるべきです．もう一度生活をよいものにできると確信したいことでしょう．さあ，最も重要な問題のいくつかをみてみましょう．

運転する？ それとも運転しない？

運転とは特権（政策の観点から便宜的に与えられたもの）であり権利（人間にとって本源的なもの）ではありません．ですので，もし運転中に発作を起こしてあなたや他の人に危険が及ぶようなことがあったら，運転をする特権を失うことは現実的にありえます．あなたに発作の傾向がある場合の運転の法律は州ごと，国ごとによって違います．ある場所では医師が発作をもつ患者の報告書を交通局に提出しないといけませんし，患者の自己責任で自発的に免許を返上することを期待している場所もあります．運転免許を再取得するために長い時間発作が抑制された状態である必要がありますが，その期間も法律によって異なりますし，この問題に関しては医師と患者の間でよく話しあう必要があるでしょう．

[最終結論]　運転中に発作を起こして自分や他の人を危険な目にあわせる可能性があるのならば，運転はしてはいけません

運転免許を失うことは，あなたが都会に住んでいてたくさんの公共機関があるところに住んでいるのでなければ，明らかに大きな痛手となり

ます．もし郊外や田舎に住んでいるのであれば，どこかに出かけるときにはあなたは頭を使わないといけませんが，いろいろなやり方があるかもしれません．すなわち，親切な人があなたを目的地に車で連れて行ってくれるでしょう．公共交通機関や補助交通機関（病院の窓口やソーシャルワーカーにお勧めを聞いてみましょう）もありますし，タクシー（同じタクシー会社を定期的に利用するならば特別割引を受けることもできます）もあります．調べ始めてみれば，あなたはいくつかの交通の選択肢をみつけて驚くことでしょう．

仕事

仕事中の発作であなたや他の人が危険な目にあったり，病状が悪くなったり複雑になったり，業務をこなせなくなったということで解雇にあったりしない限りは，できる限り仕事は休まないでください．仕事は健康な生活の一部分ですから．仕事は目的意識や収入，他の人と社交する機会を与えてくれて，精神的・身体的にも刺激になりますし，人によっては自己実現の意味合いもあります．1日の終わりに自分はやりがいのあることを成し遂げたと，生産的・やりがいがあると感じることは重要なのです．さらに利点があります．すなわち，病状が改善すれば，元々の定期的な活動にするりと戻ることができるので，精神療法が一番効果的なのは患者さんが生活に没頭しているときなのです．

あなたが治療中の間は，すっかり仕事をなくしてしまわないように雇い主に何か便宜を図ってくれないか頼んでみてもよいでしょう．例えば，もし自宅でも仕事ができるのならば，通勤からは楽になるでしょうし，休みも増やすことができて，病院にも通いやすくなります．もし病状が重篤な場合は，休職が可能か尋ねてみましょう．

就学

仕事のときと同様の理由で可能な限りは学校に通い続けるのを強くお勧めします．多くの学校では健康問題を抱えた生徒に教えることに熱心ですので，中退する前に選択肢を探してみましょう．授業の単位を減ら

すこと，あなたのためにノートをとってくれる人や学習過程のパートナーとなってくれる人と一緒に勉強することや，診察のために時間を作ること，あるいは1学期休学することなどが許可されるかもしれません．

障害年金の申請

もしも PNES や身体的・精神的な問題がシビアな状態で改善の見込みもなくて，他にも仕事がみつかりそうでないときには，あなたは，障害年金を申請する必要があるでしょう．しかしながら，障害年金が認定されることで精神療法がより困難になってしまうこともあります．つまり，「障害者」と分類されることで，自分が障害者だという考えから抜け出せなくなるということもありえます．たとえあなたが障害年金に頼るべきだとしても，週に何時間かでも働いたり社会参加を維持するためにもボランティアをやってみるべきです．不活動や社会的孤立は心理学的に健康とはいえません．

結婚・家族生活

正しい相手との結婚や家族をもつことは幸せで満ち足りた生活の土台となります．そして PNES をもつことはその妨げになる必要はありません．しかしながら，もしあなたが PNES を抱えているのならば，いくつか覚えておいたほうがよいいくつかのことがあります．

結婚と結びつき

良いパートナー(ストレスや怒りや葛藤を健康的に取り扱ってくれる人)をもつことは，あなたの人生にとてつもなく大きなポジティブな力となります．しかし，そのような人は PNES をもっている人を求めるだろうかとあなたは悩んでいるかもしれません．誰も完全な人なんていないのを思い出してください．私たちは皆，ある種の「お荷物」を抱えており，健康問題は多くの問題のなかの1つにしか過ぎないのです．重要な部分(これはあなただけではなく誰にとってもですが)は，あなたに

本当に合った人をみつけることなのです．

　あなたが誰かとデートをしようと思ったときに，自分の病状を明らかにすべきかということがとても大きな問題になります．慎重に関係ができてきてあなたの直観が働いたときが，正しい「会話」の時間をもつというのが私のアドバイスです．最初のデートの30分の間はその話題を無理にしようと思わないで大丈夫です．その代わりに相手の人と一緒にいるときの感じ方に心を注いでみましょう．どのように彼（もしくは彼女）がその他の人間関係で立ち振る舞ってきたのかとか友人や家族とどう付き合ってきたのか，あなたに「耳を傾ける」ことにどれだけオープンなのかといったことのヒントとなるような会話を続けましょう．あなたの内なる感情に注意してみましょう．すなわちこの生まれつき備わっているレーダーは，あなたの意識が完全にはつかむことができない手がかりをつかんでくれるからです．そうはいったものの，もし発作が頻回ならば，おそらくあなたは2回以上のデートを経てさらに待つことを望まないでしょう．

　性的な関係をもつことも別なハードルとして存在することでしょう．PNESの多くの女性は性的トラウマを抱えていたり子ども時代の性的虐待の既往がありますので，性的関係はロマンティックな婚姻関係に逆効果をもたらすかもしれません．成人の性的な関係をもつことの困難さは，身体的不快感，恐怖，無関心などによると思われます．セックスの間に心因性発作が起こるかもしれないという懸念もあります．疑うまでもないことですが，これらの問題についてあなたは数多くの治療セッションに専念することでしょう．すなわち，あなたの感情や行動の意味を理解することや，現在の相手や発作は，過去の相手や発作とは異なることを自覚することが重要な治療セッションにあたります．多くの場合，このような性的関係の問題に関して現在のセックスパートナーと話し合う必要があるでしょう．治療や支持的なパートナーの存在で，あなたは健康的な性生活を送ることができるようになります．

▇子どもをもつこと

　この世に赤ちゃんをもたらすことは，あなたの人生の安静に大きな影響を及ぼすであろう大きな決断です．他のどんなことよりも，かけがえのない小さな存在をもつことは，強力な癒しの経験となり，おそらく母親としてのあなたは，あなた自身が育てられた母親とは大きく異なった道を行くでしょう．しかしながら，あなたが性的トラウマに苦しんでいるのであれば特に，妊娠する前から確かな精神的，身体的な問題が存在します．例えば，妊娠を試みるのであれば，何度も言及してきたことですが，大きな問題となるであろう性交渉が頻回に必要となります．また，妊娠によって多くの身体的な変化（例：乳房が大きくなる，腹部のふくらみ，つわり，胎動，通常の産婦人科的検査など）に怖気づくことでしょう．もしあなたが子どものころネグレクトや身体的虐待に苦しめられた境遇であったならば，自分の母親としての適性について疑ったり恐れを抱いたりするかもしれません．これらの問題は赤ちゃんが生まれた後もありますが，妊娠する前または妊娠中にセラピストと取り組むのがよいでしょう．セラピーはこの大事な時期にあなたの感情を理解し，支えてくれるのに役立つでしょう．

　しかしながら，子どもの安全に関して常にあなたは大きな注意を払うべきです．もし妊娠中に非てんかん性発作が，特に転倒などで負傷する危険がある場合には，安全面への配慮はとても重要なことです．治療の場面では，発作を引き起こすものを明らかにして理解し，できるだけ早くコントロールできるようにしたり，安全を高めるような予防策を考えたりする作業を行うでしょう．子供が生まれたら，オムツ替えや沐浴はオムツ変えの台などではなく床でする，調理中やアイロンがけの間は赤ちゃんを抱っこしない，赤ちゃんと2人きりにならないなどの安全対策をとることがよいでしょう．どのように赤ちゃんの安全を守るかという情報は Epilepsy Foundation の Web サイトを参照してください．

　それでは，PNES をもつ父親はどうでしょうか？　もちろん，子どもの安全を維持するために勧められている安全対策はすべてやってみる必要があります．しかし，その他にも別の問題があります．つまり，男性

であるあなたは不幸でトラウマ的な体験を子どもの頃に経験していて，その結果，自分の子どもに対してもよい父親になれるのか不安になることでしょう．もうすぐ出産予定の父親は大抵ストレスフルで，赤ちゃんのこと，母親(妻)のこと，どのような将来が待っているのか，ちゃんと親として世話ができるのかなどを悩みますが，このようなストレスはPNESをもつ父親ではより強くなっています．このような問題に関してはセラピストが一緒に問題を取り扱うことで，できるだけ早く一番よいように考察してくれるでしょう．

■子どもが発作を目撃することに準備する

　PNESが現在も続いているのであれば，あなたの子どもは発作を何回か目撃していることでしょう．ですので，発作を目撃したことで子どもが極端に怖がったりトラウマにならないように準備することは非常に重要です．しかし，発作についてどのようについて話すのかを判断するときには，まず子どもの成長の度合いを考慮すべきです．もし3歳ならば言葉を用い，できるならば子どもが理解しやすいような絵も一緒に用いるとよいでしょう．もし子どもが9歳だったら，アプローチの仕方をもう少し洗練されたものに変えたほうがよいでしょう．しかしながら，子どもが何歳であれ，子どもが目撃するかもしれないことやそのときにしてほしいことをできるだけ詳細にはっきりとさせることが重要です．子どもたちは知識を得れば得るほど，発作を目撃して精神的に参ってしまうことはなくなるでしょう．

　私の外来の患者の一人であるパウリナの息子さんを例にしてみましょう．彼は3歳半の時に初めて母親の発作を目撃しました．幸いなことに発作が起きて間もなく父親が昼食のために帰宅したのでした．この経験は小さな子どもにとっては少しばかり恐ろしいものでしたが，その後，パウリナは彼のそばに腰を下ろして「お母さんがソファで震えていて返事できなかったとき，少し具合が悪かったの．でも，あなたの言っていることはわかってあなたがそばにいるのも知っていたわ」と説明をしました．その結果，息子さんの抱えていた，素朴な(そしてそれはとても

理解できることなのですが),誰も世話をしてくれる親がいないで独りぼっちになってしまうという恐怖は取り除かれました.それからパウリナと夫は,電話機に2色のスピードダイアルを設置しました.1つはパウリナの夫すなわち「お父さん」宛で,もう1つは彼女のお母さん宛のものです.息子さんはもしまた母親の発作を目撃したら「お父さん」宛のボタンを押して電話がかけられるように教わりました.

もし子どもがPNESをもっていたら

　私たちはこれまで子どもがPNESを目撃した場合について話をしてきました.もし子ども自身がPNESをもっていたとしたらどうでしょうか? PNESをもつ子どもに特有の困難さがありますので,あなたとその配偶者はベストな環境を調整し有効に問題を解決するためにも,治療チーム(医師,精神科医,心理士)や学校と密な連携をとるべきなのは明らかです.この本は子どものPNESに関連した問題についてまではカバーはしていませんが,子どもの心理療法に関して覚えておくべきいくつかのコンセプトを手短に紹介することとします.

　心理士はあなたの子どもの抱える問題を明確にして,子どもがPNESについて学び理解するのを手助け,ストレスをコントロールする方法を教えてくれるでしょう.親としてのあなたにとっての最初の課題は,子どものPNESやその他のライフイベントに対して何をすべきで何をすべきでないのかを学ぶことになるでしょう.その他にも彼女を定期的に治療セッションに連れていったり,メンタルヘルスの専門家チームと協働したり,不安や怒りをコントロールするテクニックのお手本となったり,学校にかけあって子供のQOLを改善することなども親として責任をもってやるべきことでしょう.あなたや他の家族は子どもの治療セッションに参加することを求められることもあるでしょう.

　学校の職員もまた特有の困難に直面することでしょう.学校で発作があった場合には職員は何をする必要があるのかという明確なプロトコルがあるべきです.またどのような学習上の困難があるのかを明らかにしたうえで教育評価はされるべきです.これによって,子どもの教わり

方(例:どのような教材なのか,クラスのどこに座っているのか,学習のための追加のツールには何があるかなど)に応じて必要な修正を加えることができます.このような修正によって劇的な変化が起こり子どもの学校での経験は大いに改善します.最後に,あなたは教育の法律やあなたの子どもが受けることのできる政府のサービスについて熟知する必要があります.とても有効で価値のある低コストのサービスを受ける資格があなたの子どもにはあるかもしれません.

　学校は学問的な理由だけでなく,社会性を身に付けて他の人とうまくやっていくのを学ぶ場として重要です.友情や友愛の精神は幸せな人生の鍵となります.しかし,不幸なことに他者との相互作用は苦痛に満ちていてストレスフルなものにもなり得ます.いじめられたりはじきものにされてしまったり,教師など力をもっている立場の人から不当な扱いを受けたり,主要な社交的イベント(パーティ,プロム,卒業式など)によるストレスなどは本当に困難なもので,少し「違っている」と自覚している人にとっては特にそうなのです.特にいじめの問題を含む社会生活の問題はPNESに影響を与えて子どもたちの全体的な健康に影響が出るので,そのような問題は両親や学校職員や治療者によってすぐにでも解決されなければいけません.長い目で見れば,学校生活で得られる社会的な環境のなかの1人となることは特別な理由がない限りは,自宅学習よりも好ましいでしょう.

地域社会に参加する

　成人のPNESの問題に戻りましょう.もしあなたがPNESをもっていたり,特に自分は孤独で,このような病気の人間は自分しかいないと感じているのならば,PNESをもちながら生活をしている他の人と交流できるようなサポートグループやグループ治療に参加するのはとても役に立つことでしょう.私の多くの患者は,そのようなグループのメンバーは「完全におかしい人々」とは全く異なり,自分たちと彼らの間にたくさんの共通点があるのがわかってよかったとコメントしています.しかし,実際のサポートグループに参加することだけが同じような問題

に直面している他の人と連絡をとる唯一の手段ということはありません．FacebookやLinked inなどのソーシャルメディアサイトは有効です．私はFacebookにPNESのサイトを制作しました．ここでは，私はPNESに関するニュースをシェアしたり時には私的な質問にも答えています．

PNESやその関連することについてポジティブな関心をもたらすようなボランティアになることは地域社会の一員となって他者と交流するためにはとても素晴らしいやり方です．今でもなお，PNESに関する無知やスティグマは沢山存在していて，不幸なことに，教師や救急スタッフ，警察官，内科医やメンタルヘルスの専門家などの専門家たちにおいてすらPNESを知らないことが多いにあるのです．無知と戦う一番の方法は教育です．組織によっては外部から教えに来ることには抵抗するかもしれませんので，組織の内部の人とペアを組んで情報に富んだ発表をすることは役に立つでしょう．例えば，あなたが救急医療コースのメディカルスタッフとペアを組んだり，医学生にPNESについて教えるのを助けるために神経内科医とチームを組んだりするのです．

てんかんの啓発目的のウォーキングイベントに参加するのも，地域社会に参加するのに役立つよい方法です．あなたはてんかんではなく，PNESですが，てんかんのための資金調達ウォーキングイベントに参加することは歓迎されるでしょう．自分でそのようなチームを作ってもよいのです．集まった寄付金はPNESのよりよい治療のための研究をしている（PNESタスクフォースをもつ米国てんかん学会のような）機関に寄付されます．

PNESの患者が殻から抜け出して大きな地域社会に参加するために，主治医のオフィスや地域の病院での健康プログラムに参加するのもとてもよいやり方です．例えば，ニューヨークとニュージャージーのわれわれの治療プログラムでは，年に何回か編み物，ヨガ，絵画，コンピューター教室，マットを用いたエクササイズなどを行っています．私のPNESの患者では講師のボランティアをしていますし，別の患者は教わる側として参加しています．家から抜け出して人々と交流し，何か新し

いことを教えたり習ったりする，とてもよいやり方です．

　PNESをもって生活をすることは困難ではありますが，安全を確保し，日常生活をできるだけ平常にするための創造的で健康的なやり方はたくさんあります．PNES克服というゴールに向けて寄り道をせずに進んでいくよう，精いっぱい毎日を生きていくのをお勧めします．

---

columns

日本で考えうるPNES患者へのリソース

　PNESにおいて重要なのは，まず第1に診断であることは間違いない．PNESと診断がつくまでは無駄な治療と検査で病院回りを続ければ人生の浪費にもなりかねないからである．しかし他方で，それとは逆に実際のてんかん発作がPNESと判断され，そのため治療の開始が遅れることで大きな不利益を患者・家族が被ることもある．さらに発作の回数や社会状況から入院してPNESかてんかんか否かの確定診断をつけることができないことも少なからずある．こうした状況をふまえたうえで具体的な背景によってわが国で現実的に利用できる治療資源について考えてみたい．

A：診断がほぼ確実な場合

　比較的症状が明確であるか，あるいはビデオ脳波同時記録などでPNESの診断がほぼ確実な場合は，どう治療するかが問題となるが，PNESの診断はたとえてんかんセンターで確定されていても絶対とまではいえないということは頭の片隅においておく必要がある．ビデオ脳波同時記録が陰性であっても，PNES以外に実際のてんかん発作がある，単純部分発作・前頭葉てんかんその他で頭皮上では発作時でも脳波は脱同期を示すだけであるなど実際にはてんかん発作であるケースもあるからである．さらにPNESの診断を患者・家族が納得する過程そのものがPNESの治療の不可欠な一部であることを考えると，主治医の役割は少なくとも一定期間は患者・家族とともに診断を慎重に確認することでもある．そのうえで，発達の問題を伴う場合とそうでない場合に分けて考えたい．

　A-1：知的障害を伴う場合　多くの場合，PNESは，自分が今困っていることを表現する能力がないため体の症状の破綻というかたちで表現する"cry for help"であるとまずは考えてみることをお勧めしたい．この場合，たとえ利用が可能であっても一方的な患者本人への認知行動療

法は，環境の側の調節ではなく，患者本人の側の心理の調節で事態を打開しようとする試みであるため，知的障害が一定のレベル以上であればしばしば無効であり，さらに本人のキャパを超えて努力を促し，うまく物事が進まないのは本人のこころがけのせいだという周りの考えを万一助長する結果となれば有害ですらありうる．認知行動療法そのものではないが，深呼吸法や筋弛緩法などでリラックスしてストレスコーピングする技術を作業療法士などと一緒に実践訓練するのも有効なことがある．このような本人への試み以上に大切なのは環境調整である．そのため社会福祉士を通じて障害者職業訓練センターその他のケースワークを併せて行ってもらえるところへの紹介が望ましい．認知行動療法的なアドバイス（例えば，睡眠と覚醒のリズムをちゃんとつける，ストレスをためこまないなど）は，必ずしも精神科医や心理士である必要はなく，多くは主治医のレベルで十分に行えることが多い（活用可能な資源：一般精神科医，一般神経内科医，一般脳外科医，作業療法士，社会福祉士，障害者職業訓練センターの職員，ジョブコーチが可能なさまざまの職種・施設）．

A-2：知的障害を伴わないか知的障害の軽い広汎性発達障害の場合
病名の告知が大きな効果を発揮し PNES そのものは診断名によって大きく左右される場合がある．認知行動療法的な接近，特に患者が就労を目的としているときにはリワークセンターの活用は有効な可能性がある．必要がある場合には，職場環境の調節とともに併せて行うとよい．認知行動療法の最もよい適応である（活用可能な資源：リワークセンター，臨床心理士のいる精神科クリニック）．

A-3：てんかん発作を併発する場合　環境因子の探索は必要であり，それに対するケースワークをするため精神保健福祉士がいる施設が望ましいが，てんかん発作を PNES から区別し，きちんと治療できることが重要であり，そのためにはてんかんを専門とする医師が治療に関与することが望ましい．このような症例はさまざまな問題を同時かつ多角的に取り扱う必要があるため，一人の専門家よりも複数のメディカルスタッフによる多職種チーム医療が望ましい（活用可能な資源：精神保健福祉士，臨床心理士，てんかん専門医）．

A-4：外傷体験が推察される場合　このような症例の場合は多職種で関わるよりも本人と治療者との治療関係が重要なので，誰か核となるメンタルヘルスの専門家がいるのがよいだろう．臨床心理士の面接が可能な精神科に紹介することが望ましい．てんかん様発作については本人の納得がいくまでてんかん専門医とのコラボを要する（活用可能な資源：精神科医，臨床心理士）．

B：診断が確定していない場合

　発作の回数が週単位を超える場合には，長時間ビデオ脳波モニタリングが可能でてんかん専門医がいる施設に可及的速やかに紹介すべきである．紹介先が遠方であっても回数が多ければ一度の入院でかなりのことが判明する可能性もあるのでトライすべきだと思われる．

　発作の回数が月単位以下の場合は1週間程度の長時間ビデオ脳波モニタリングでは発作が観察されない可能性が高いこともあるが，てんかん専門医により改めて詳しく問診をしてもらい，発作間欠期の脳波を再評価してもらうだけでも新たな知見が得られることもあるので検討する意味はある（活用可能な資源：てんかんセンターや大学病院など，てんかん専門医がいて長時間ビデオ脳波検査が可能な施設）．

〈兼本浩祐〉

Chapter 10

最後にいくつか言っておきたいこと

A few last words…

　　未来を予想する最も優れたやり方は，未来を作ることだ
　　　　　　　　　　　　　　　　　　　　　ピーター・ドラッカー

◆　◆　◆

　おめでとうございます！　いよいよ最終章ですが，これは終わりでもあり新たな始まりでもあるのです．今ではあなたはPNESの困難に直面して元の生活を取り戻すための方法を見つける準備が以前よりできるようになっています．それはつまり以下のことからいえるのです．

- PNESの症状，トラウマや不安や抑うつや怒りなどの併存する心理的問題についてすっかり理解できています．
- 発作エピソード記録の記載を続けていて，発作を書きだせるようになっています．これによってPNESの誘発する因子やストレスに関して気づくことができるようになっています．記録を通じてあなたがそれを自覚すると発作はどこにも起こらなくなります．これは実際にあることなのです．
- この本に書かれていたエクササイズによってあなたは実際に行動や思考，感情を変化させられるのを理解しました．不安や抑うつ，怒りやトラウマの症状があなたを支配するのではなく，あなたがそれらをコントロールするいくつものやり方があるのを学びました．

- 運動や適切な食事や良い睡眠を通じて心身ともにケアをするのはQOL をよく保つためにはとても重要だと理解しています．

あなたは本当に長い道のりをたどってきましたね！

治療こそ鍵なのです

　この本を読んだだけでこれらすべてのことが達成できるとしても，もしこれを PNES の治療の経験のあるセラピストと一緒にやったら，あなたの PNES にとってもっと大きな効果があると想像できることでしょう．もしまだ現在，治療を受けていないのであれば，あなたは心理士を探すことを始めないといけません．この本を読むことはあなたにとって助けとなるでしょう．過去にもあなたはセラピストを求めたかもしれませんが，今やあなたは説明される側から病状を説明する側になっており，これはポジティブな変化をもたらすでしょう．セラピストとの面接にこの本を一緒に持っていけば，内容を共有してより自分自身をクリアにするのに役立ちます．あなたの質問や関心事を注意深く推測することができるのです．つまり，セラピストがあなたにとって役に立つかどうか見極められるようになるのです．

　もしあなたが信頼できてあなたを助けてくれそうと感じる臨床心理士の治療をすでに受けているのならば，それは素晴らしいことです！　でも，この本に書かれていた情報を利用するのを忘れないでください．あなたの病状に関係している部分や章は治療セッションにおいてディスカッションを活発にさせることでしょう．今までの治療では指摘されなかったけれども，自分にもしっくりくるような症状や併存症状について自覚できるようになることでしょう．その結果をセラピストに伝えることで，治療のターゲットや治療の手法の重大な変更があるかもしれません．例えば，あなたは以前には PTSD とは診断されていなかったのですが，自身の PTSD および PNES との関係に関して自覚するようになった結果，あなたとセラピストは PTSD がとても大きな問題だと気づくようになるでしょう．

Chapter 10 最後にいくつか言っておきたいこと

　セラピストと一緒に各章の終わりにあるエクササイズに関して意見を交換するのも，治療を補完するものとしてこの本を利用するよいやり方です．セラピストのスーパーヴィジョンのもとで，そのなかのいくつかをやってみて，何を体験し学んだかを議論するのもよいでしょう．あなたとセラピストの2人が発見したものに基づいてよりちゃんとした治療の枠組みを設定したいとセラピストが感じるかもしれません．

PNES と未来

　現在でもなお，PNES は医療者のみならず一般人にとってもよくわからない，ぼんやりとしたままの状態になっています．PNES の知識の欠如によって効果的でない治療にたくさんの時間とお金とエネルギーが浪費されてしまうだけでなく，患者はこの病態が長く続くなどの不利益をこうむっています．そのため，医療従事者と患者の両方が PNES に関してより沢山の情報を身に付けるのは本当に大事なことなのです．幸いなことに，今では多くの PNES の教育的な素材（この本を含みます）が手に入るようになってきています．

　しかしまだ十分ではありません．PNES の患者とその家族，そして治療に関わる専門家たちはともに協力しあって PNES の啓発を行わなくてはいけません．世間に向けて発信するには沢山の方法があります．すなわち，2〜3例を挙げるとしたら，印刷物，専門家の会議，インターネットなどのソーシャルメディア，電子書籍，地域の教育活動での発言などがあります．

　PNES についての理解を深め，PNES を取り巻く謎を明らかにするような現在進行形の研究もまた大いに必要です．例えば，比較的最近の進歩ですが，ビデオ脳波モニタリングの発達に伴い，医師は単に症状を観察したり問診から推測するよりも正確に PNES の確かな診断をできるようになっています．心理学的特徴や精神機能の標準的な測定方法の発達によって，患者のストレングスや弱点や症状を定量的に評価できるようになっています．これは研究だけではなく，個人にあった治療法を計画するのに有効です．

しかし，多くの疑問が残っており，さらなる研究によってのみそれらは解決できるのです．例えば，一体，どうやってPNESが起こるのでしょうか？　まだ明らかになっていない原因が潜んでいるのでしょうか？　どうしてある人はPNESを起こし，他の人は別のストレス関連障害が起きるのでしょうか？　PNESをもつ人の脳や体，思考や生活史は違うのでしょうか？　PNESに最も有効な治療法は何でしょうか？　このような疑問に応えるべく，専門家の数はどんどん増えています．しかし，もっと必要なのです．より多くの研究家，より多くの資金，そしてより多くの支援が必要です．PNESの謎を解き，回復の道をみつけるために協働するコミュニティを作るためにもPNESの患者やその専門家と接触してみてください．

　私がこの本を書き始めたのは，PNESを抱えた厄介な生活をあなたのやり方でやり抜いていくのを助けること，そしてPNESからのリカバリーはあなたの手のなかにすでにあることを伝えることが目的でした．あなたは長い間困難にさらされていましたが，今ではPNESの知識と対処方法を身に付けた状態でその困難に直面することができます．あなたはこの本で新しく得たPNESの知識や理解とともに，あなたの身体と心を愛し，受け入れ，PNESに関連するコミュニティが増えつつあるのを感じつつ，活路を開くことを始めたばかりなのです．ヘンリー・デイヴィッド・ソローがかつて言ったように．

　「あなたが夢見る方向へ自信をもって進みなさい，そしてあなたが想い描いた人生を生きなさい」

おわりに

　心因性非てんかん性発作（PNES）は，てんかん専門施設の初診患者の1～2割程度を占めるといわれています．日本でも，多くの患者さんは正しい診断にたどり着くまでに多くの時間を要し，不必要な抗てんかん薬の治療による副作用に悩み，適切な精神療法が遅れ，QOLが低下してしまうことが少なくありません．時に頻回に救急受診をすることもあるため，患者さんのみならず，家族や医療システムにとっても大きな負担になることがあります．アメリカの研究では難治性てんかんと同様の医療コストがかかる一方で，適切な診断と治療によってその医療コストは80％減少するといわれていて，医療経済的に考えてもPNESの診断と治療は重要であることがわかります．

　背景には長時間ビデオ脳波検査の普及が大きいと思いますが，PNESの診断，つまり，いかに適切にてんかんと鑑別するかという研究や学会報告は国内外でも最近増えてきています．「難治性てんかん」と診断されていて，長時間ビデオ脳波検査などの精査の結果PNESであるという診断に至った例を実際に私自身も何人もみてきました．日本でも最近，長時間ビデオ脳波検査が可能な，いわゆる「てんかんセンター」が各地で設立されてきており，適切にPNESと診断される患者さんは増えてくると予想されます．

このようにPNESの診断に関しては進歩がある一方で，PNESの治療に関してはいまだに多くの課題が残されているのが現状です．本書でも述べているような，てんかん専門医からメンタルヘルスの専門家へのアクセスの問題や，誰が治療のリーダーシップをとるのかという問題などがありますが，一番の課題は，医療者がどのようにPNESの患者さんの治療にあたったらよいかがわからないことと思われます．PNESの治療にCBT（認知行動療法）の効果があるというエビデンスレベルの高い研究報告もありますが，具体的にどのように治療を進めていったらよいのかは不明な点が多いのが現状です．

　私自身はてんかん専門医であり精神科医という立場上，PNESと診断した患者さんを引き続き治療する役回りになることが多いのですが，非常に個別性の高いそれぞれの患者さんにどのように治療にあたったらよいか迷うことが少なくありません．そのようなときに出会ったのがこの本の原著（Psychogenic Non-epileptic Seizures：A Guide）でした．これまで多くの文献を読んできましたが，この本のように具体的な指導法を丁寧に書いてあるものはありませんでした．患者さんに対しての優しさに満ちた丁寧な記述の一方で簡潔でもあって，とても理解しやすく，私自身のPNESの臨床のあり方に影響を与えてくれたのはいうまでもありません．日本の多くのメディカルスタッフや患者さん自身にも是非読んでほしいとの思いで，翻訳をしたいと考えるのには時間がかかりませんでした．

　著者であるLorna Myers先生はニューヨークにあるNortheast Regional Epilepsy Groupで長年PNESの患者さんの治療にあたってきた臨床心理士であり，これまでにPNESに関する数多くの学術研究を報告しており，アメリカてんかん学会（AES）のPNESワークグループの主要メンバーの一人です．特にPNESの啓蒙や患者教育に関心が高く，自身のブログなどを通じて世界中に情報を発信しています．Lorna先生の話では，原著は彼女の勤めている病院でPNESと診断された患者さんに渡していたPNESのテキストブックをもとに書かれているそうです．原

おわりに

著も本書も表紙には荒波を航海している船の道しるべとなる灯台が記されています．これはLorna先生のアイディアで，困難な毎日を送っているPNESの患者さんを正しい回復の道へと導く本書の役割を表現しています．本書が日本の多くのPNESの患者さん自身，そしてその治療にあたっているメディカルスタッフにとって役立つことを翻訳者として願ってやみません．

兼本浩祐先生にはご多忙にもかかわらず，本書の監訳を快く引き受けてくださり，原著にはなかったコラムまで書いていただき，感謝の気持ちでいっぱいです．PNESの診療経験の豊富な兼本先生ならではのコラムも，実際の治療のヒントとなりうる示唆に富んでいて，本書の価値を大いにあげてくれるのはいうまでもありません．私がてんかんを学ぼうと思ったときから憧れの医師の一人である兼本先生と一緒に仕事ができたことを大変誇りに思います．

本書の翻訳を快諾し，その後も私を応援しAESのPNESワークグループのメンバーという活躍の場を与えてくれたLorna先生，慣れない翻訳作業を助けてくれた医学書院の皆さん，国立精神・神経医療研究センター病院や東京大学医学部附属病院で一緒に診療にあたった先生方および指導してくださった先生方，非力な私をいつもサポートしてくれる作業療法士，臨床心理士，ソーシャルワーカー，薬剤師，看護師，検査技師などの多職種メディカルスタッフの皆さんにも心からの感謝を申し上げます．

2015年6月

谷口　豪

索引

[和文]

あ行

アクセプタンス・コミットメントセラピー 25
アサーティブ 60
アルコール 156, 165
アレキシサイミア 8
アロマテラピー 145
亜鉛 154
安全 170
怒り 53
　——と PNES のつながり 59
　——の感情の表出 56
　——の管理 65
　——の行動的なサイン 55
　——の身体的なサイン 55
　——の徴候と症状 54
うつ(病) 103
　——と関係しているかもしれない薬物 108
　——と PNES 109
　——の原因とリスク 106
　——の精神療法 112
　——の治療 109
　——の薬物療法 110
　——のリスクファクター 107
運転 173
運動 75, 157
オメガ 3 脂肪酸 135, 153
応急手当 171
音楽療法 145

か行

カード 172
カイロプラクティック 147
カヴァ 133
カフェイン 156, 165
カモミール 132
カルシウム 154
解離 3
感謝のエクササイズ 125
眼球運動による脱感作と再処理法 45
気分変調症 105
祈祷 148
偽発作 10
恐怖 82
極端な言葉 73, 88
クレッチマー 19
怪我の予防 170
結婚・家族生活 175
子どもをもつこと 177
抗うつ薬の種類 110
抗てんかん薬 15

さ行

三環系抗うつ薬 111
システム論的(家族)療法 26
仕事 174
指圧療法 142
自然産物 130
自己肯定化のアクティビティ 122
自尊心 118
自律訓練法 99
持続エクスポージャー療法 44
幸せ指数を増やす 10 の方法 115
幸せの心理学 113
失感情症 8
社会資源 31

193

就学　174
障害年金の申請　175
食事のDoリスト　152
食事のDon'tリスト　155
心因性　2
心因性非てんかん性イベント　11
心因性非てんかん性発作
　→PNESを見よ
心身鍛練　130
心的外傷　35
心的外傷後ストレス障害　8, 38
　→PTSDも見よ
心配な言葉　87
心理士　29
神経心理学者　14
深呼吸　72
ストレス免疫訓練　23
スピリチュアリティ　148
睡眠のDoリスト　162
睡眠のDon'tリスト　165
セイヨウカノコソウ　140
セリグマン，マーティン　113
セロトニン・ノルエピネフリン再取り込み阻害薬　112
セントジョーンズワート　139
精神科医　30
精神力動的精神療法　25
選択的セロトニン再取り込み阻害薬　111
全か無かの言葉　89
全般性不安障害　83
ソーシャルワーカー　31
双極性障害（Ⅰ型）　105

た行

ダイエットサプリメント　131
大うつ病性障害　104
大うつ病性障害の症状のチェックリスト　104
代替医療　129
地域社会への参加　180
ディストレス　86
転換性障害　4

トケイソウ　137
トラウマ　8, 35, 82
トラウマのないPNES　36
トリプトファン（5-HTP）　139

な行

日本で考えうるPNES患者へのリソース　182
日本で考えうるPNESへの精神医学的治療アプローチ（特に薬物治療）　33
日本のPNESの疫学・診断について　19
認知行動療法　23
認知処理療法　43

は行

バイオフィードバック　146
パニック障害　83
鍼療法　142
判断・レッテルを貼るような言葉　90
ヒステリー発作　11
ビタミンB　155
ビタミンD　154
ビデオ脳波検査　12
被害的な言葉　91
フロイト　26
不安　81
　──のループ　84
腹式呼吸　76
弁証法的行動療法　47
ポジティブ心理学　113
補完医療　129
補完代替医療　129
包括的てんかんセンター　12
発作エピソード記録　15

ま行

マーシャルアーツ　161
マインドボディプラクティス（心身鍛錬）　130
マグネシウム　153
マッサージ治療　143

メラトニン　134

や行

ユーストレス　86
ヨガ　141
抑うつ　103

ら行

リフレーム　72
リラックスできる呼吸　75
レイキ　144

［数字・欧文］

5-HTP 139

A
acceptance and commitment therapy：ACT 25

C
cognitive behavioral therapy：CBT 23
cognitive processing therapy：CPT 43
Complementary and Alternative Medicine：CAM 129

D
dialectical behavior therapy：DBT 47

E
eye movement desensitization reprocessing：EMDR 45

G
generalized anxiety disorder：GAD 83

P
panic disorder：PD 83
psychogenic non-epileptic seizure：PNES
――，うつ病と 109

――，トラウマのない 36
―― になりやすい人 8
―― にはどのような兆候があらわれるか 6
―― の患者の性差 9
―― の症状 6
―― の診断 11
―― の精神・心理療法 21
―― の有病率 7
post-traumatic stress disorder：PTSD 8, 38
――，による脳の変化 41
――，の症状 40
――，の治療 43
――，の薬物療法 46
prolonged exposure therapy：PET 44
psychological non-epileptic event 11

S
S-adenosyl-L-methionine：SAMe 138
S-アデノシルメチオニン 138
selective serotonin reuptake inhibitors：SSRI 111
serotonin and norepinephrine reuptake inhibitors：SNRI 112